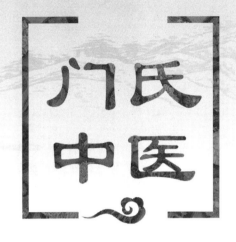

门氏中医

临证实录

门九章　著

李　霞　整理

人民卫生出版社

图书在版编目(CIP)数据

门氏中医临证实录/门九章著. —北京:人民卫生出版社,2016
ISBN 978-7-117-23805-2

Ⅰ.①门…　Ⅱ.①门…　Ⅲ.①中医临床-经验-中国-现代
Ⅳ.①R249.7

中国版本图书馆 CIP 数据核字(2016)第 291569 号

人卫智网	www.ipmph.com	医学教育、学术、考试、健康,
		购书智慧智能综合服务平台
人卫官网	www.pmph.com	人卫官方资讯发布平台

门氏中医临证实录

著　　者:门九章
出版发行:人民卫生出版社　(中继线　010-59780011)
地　　址:北京市朝阳区潘家园南里 19 号
邮　　编:100021
E - mail: pmph @ pmph. com
购书热线:010-59787592　010-59787584　010-65264830
印　　刷:北京铭成印刷有限公司
经　　销:新华书店
开　　本:710×1000　1/16　印张:11
字　　数:163 千字
版　　次:2017 年 1 月第 1 版　2025 年 4 月第 1 版第 6 次印刷
标准书号:ISBN 978-7-117-23805-2/R · 23806
定　　价:39.00 元

打击盗版举报电话:**010-59787491**　E-mail:**WQ @ pmph. com**
(凡属印装质量问题请与本社市场营销中心联系退换)

前 言

　　《门氏中医临证实录》一书是根据我的导师门九章教授为山西中医学院傅山学院本科班学生开设的系列学术讲座整理而成。这次的系列讲座涵盖了九个主题，分别是中医传承、方家有道、大病以胃、证因同治、功能五态、联合方组、兴阳温运、特象特证及医家五要，是导师三十年从医从教的经验总结和临证实录。因为白天忙于诊务，导师只能选择在每周四晚上为同学们授课，在长达两个月的时间里，逾百名学生聆听了他三十年从医从教的故事，这些故事早已镌刻在他的记忆之中，无需刻意回忆。因此，没有备课，没有讲稿，没有参考，他仅用一根粉笔呈现了一堂堂精彩的讲座，也写就了这部学术著作。

　　导师做事严谨认真，做学问一丝不苟，他的所有讲座和授课内容都要录音，以便于整理和总结，这次的系列讲座也不例外。本次讲座录音先由硕士生常兴和、冯顺顺、李灵和武文慧初录，再由李孝波博士、郝瑞春博士、麻莉博士、寇永锋博士、贺文广博士和我精录，初步整理，后经我进一步整理而成。这次的整理工作对我们而言，是对导师临证经验和学术思想的一次珍贵的学习机会。通过整理这部著作，我对导师的了解更为深刻，在我的心中，他是一名医者，也是一名师者，更是一名传承者。

　　作为医者，他从医三十年来，从未无故缺勤任何一次门诊，真正做到了三十年如一日，兢兢业业，勤勤恳恳，坚守自己的岗位，为患者服务。作为医者，他时刻教导我们，医生关心的是人的生命和健康，更应该宽以待人，严于律己，对待患者要以心比心。作为医者，他每诊必录，至今已记录了六百多本、总计上千万字的诊疗笔记，这里面记录了他从医三十年来，就诊的十余万患者的诊疗信息，体现了一个医生对于患者的责任、使命和深情。

　　作为师者，他说教育就是对人性的理解和道德的培育，对人的尊重，要从自己做起，三十年从教所取得的教育经验，无非是理解与实践

3

了"尊重"二字。作为师者,他秉承"君心厚德,以学为道"的教育思想,提出了"尊重学生,理解学生,爱学生"的学生工作宗旨,营造了一种与学生平等交流的环境和氛围。作为师者,他将父亲门纯德先生传授的《医家五要》进一步总结为"以德为尚,以学为道,以心比心,以人为本,以勤补拙"来教导学生,引导学生热爱中医事业,深受学生的欢迎和爱戴。

作为传承者,他承继父亲一生为之奋斗的中医事业,传承了父亲身上的治学精神、医德风范,并以实际行动践行着"以心比心,善待患者"的父辈遗志。作为传承者,他提出实录,实证,实效,为医之治;学方,用方,精方,为方之道,执此才能真正传承中医!作为传承者,他强调门氏中医有别于一般意义的技术传承,就在于师者之相传,只有大家成为真正的师者,才能不负众望,育人以德,育人以功!

作为门氏中医杂病流派第四代传承人,我谨遵导师教诲,在带教本科生和研究生的过程中,用心看病,凡诊必录,或有效或无效,抑或一些反思,都将真实的诊疗过程记录下来,因为导师经常教导我们,敢于真,敢于实证,这本身就是科学的态度。

导师曾经说过,自然是一种力量,真理是一种力量,中医也是一种力量,而今我们门氏中医团队也是一种力量,踏着先生的足迹,承方之文明,传人之精神,循方道,求实效,践行着中医传承之路。而在这条中医传承之路上,导师的学者之风,知者之度,仁者之心,师者之治,将永远是我们学习的榜样!

李　霞

2016 年 10 月

目 录

一、中医传承

我这次的讲座,将其概括为九个主题,即中医传承、方家有道、大病以胃、证因同治、功能五态、联合方组、兴阳温运、特象特证及医家五要,其中主要内容是临证实录和方证经验,当然也有涉及如何做好医者的内容。而第一讲讲什么,思索良久,还是决定来讲述中医传承。有关中医传承与创新的主题是中医界长盛不衰的话题,相较于创新而言,中医药的传承更为重要,传承是中医药创新发展的基础。如何更好地学习和传承中医药是我们每一个中医人应该思考的问题。

在讲中医传承之前,有必要了解中医的学术本体。中医的学术本体有三个方面,第一是文化本体,中国是一个有着五千年历史的文明古国,中医学是中华民族在生产和生活实践中长期同疾病做斗争取得的极为丰富的经验总结,这些经验是通过中国文化继承和发展的。文化本体具有民族性,是中医的特色所在。第二是哲学本体,中华民族在生产生活中对大自然的观察及其直观体验,产生了一些朴素的认知,可以称之为一种哲学。这种哲学有别于现代意义的哲学,它的质朴性源于朴实的农耕文明和生产生活实践,是古人对事物外在现象的广泛联系产生的认知,如阴阳五行学说,辨证论治思想,六经辨证,八纲辨证等。哲学本体是中医的质朴所在。第三是科学本体,科学本体的准确表述应该是科学技术本体,中医在对疾病症状规律研究的基础上逐渐形成的方证经验,是中医的生命所在。

(一)中国文化是中医传承的载体——文化本体

中医药的生命力在于其有效性,也是其能传承数千年而不衰的主要原因。中医传承了五千年,历经检验,其有效性早已被历史所验证。虽然在中医的发展历程中,一直伴随着各种质疑和争议,但它早已根植于我们的文化音符中,其疗效是中医药得以传承的根本原因。医圣张仲景在《伤寒论序》中写到"勤求古训,博采众方,撰用《素问》《九卷》

1

《八十一难》《阴阳大论》《胎胪药录》,并《平脉辨证》,为《伤寒杂病论》,合十六卷",充分说明中医经典著作《伤寒杂病论》是仲景在广泛吸取了汉代之前有明确疗效的中医方药撰写而成的,其中还包括了一些道家养生方。如桂枝汤又称阳旦汤,敦煌出土的古典医籍《辅行诀脏腑用药法要》(简称《法要》)中记载,弘景(梁·陶弘景)曰:"外感天行,经方之治,有二旦、六神、大小等汤。昔南阳张机依此诸方,撰为《伤寒论》一部,疗治明悉,后学咸尊奉之。"其中的阳旦汤即桂枝汤,仲景之所以未沿用其原名,《法要》指出,弘景曰:"张机撰《伤寒论》,避道家之称,故其方皆非正名也,但以某药名之,以推主为识耳。"而明朝伟大的医药学家李时珍穷毕生精力,亲身实践,广收博采,历时29年编撰的《本草纲目》对本草学进行了全面的整理总结。该书载有药物1892种,被誉为"东方药物巨典"。其多种文字的译本在世界范围内广为流传,被认为是中华经验文明的不朽贡献,令西方人为之震惊。书中每一种药物的性味、功效和主治病证,记录得颇为详细,而且在具体应用中非常有效,令西方医学界真正感受到了中华医药文明的神奇之处。我国古代没有精密的仪器和设备齐全的实验室,也没有专业的中医药研究记录机构,中医学依靠的就是朴素而宝贵的经验传承,这些数千年来从农耕文化的生产和生活实践中所总结的用方用药经验,以文字的形式被记录在诸如《伤寒杂病论》和《本草纲目》等医学典籍中,代代相传。

既然是以讲座的方式谈论中医传承的主题,我就列举一个病例来更好地阐释我的观点。

张某,男,80岁。这位患者是我1999年回到山西工作后接诊的第一批患者,他曾罹患脑梗死、糖尿病、房颤等多种疾病。1999年是因脑梗死来就诊,患者当时语言謇涩,行动不利,我给他用过补阳还五汤、通脉四逆汤、当归四逆汤、补中益气汤,均取得了满意的疗效。近十余年来,他每年找我看病的频率都不低,身体一有不适即来诊,每次调理得都非常好,老人家也非常信任我。每次就诊都带着一种情感的交流,一种对中医的信任,包括对我的信任,我由此也感受到医生的价值。我们作为医者和患者,成为了能交流的朋友。患者今年由于肺部感染,住院治疗一月余,病情稍有缓解,但改善不大。两周前他咳嗽无力,身体极度疲乏,但是他还是来到我的门诊就诊,因为他对我说,他想来看看我。老人家的状态不太好,语声低微,说话都已无力了,可以看出,是硬挣扎着来到门诊的。我给他开完药,对他说,下次您就不要来了。我估计他下次病情要加重,因此这样嘱咐他,这句话他也能听懂。我为他开的方子是理中汤和射干麻黄汤,这是我在老年病,特别是肺功能比较差,出现心肺衰竭时的常用方,效果特别好。但即便如此,也只能维持一段时间而已。我前天上午出诊时,医院走廊里照例早已坐满了半夜排队挂号,一大清早在走廊的座位上等待就诊的患者们,我每次经过时,出于对患者的尊重,都要和他们打招呼。那天早晨,我没有发现老张的身影,出于一种直觉,我就对一个随行的徒弟说:"老张病情可能不太好。"然后,我一直留心他的家属来不来门诊向我诉说他的病情。后来,他的儿子来了,向我诉说了患者现在的病情,几乎和我的判断一致。他说他的父亲病情很重,已经不能亲自来就诊了,即便如此,他还是让儿子过来当面见见我。

也许你们会有疑问,为什么门老师要给我们开篇讲这样一个病例,一个即将离开我们的病例。这也是我经常和弟子们交流的,一个医生,看到的不全是生的信息,看到的不全是你治病有效的信息,我们还要关爱每个生命走到终点。那么,所列举的这个病例与中医传承的主题关联性是什么呢?

一直以来,关于中医传承,我们一贯强调中医学子要端正态度,坚定信念,多从主观角度对传承去进行解读。近几年来,一些中医传承的相关课题也取得了一定的进展。但是实际上,中医的传承不完全在我们医者,也不完全在我们的投入,更不完全在我们的主观臆想,中医的形成,以及它之所以能流传至今,生生不息,我认为是患者,是我们中华文化所孕育的千百万的百姓,是他们的信任,是他们的使用,是他们给予我们机会去实践,才练就了我们的医技,同时也验证了中医的神奇疗效。所以,真正的中医传承不单单是医者行为,从某种意义而言,更重要的是患者。

我的父亲门纯德教授常说:"我的老师,一是书本,一是患者。"父亲一生都很重视书本的学习。我的耳边至今仍然经常响起一种声音,那是入夜后父亲翻书的声音。父亲一直有个习惯,在一天忙碌的教学和门诊结束后,万籁俱寂,也是他开始一天的阅读和学习的时候。寂静的夜晚,微弱的翻书声仍然能清楚地传到我的耳中,多年以来这种声音一直在我耳边回响,无法忘怀。作为一个学者,一个教授,学习是父亲一生的兴趣,因为读书多在深夜,当年的山西日报曾经以"长明灯"为题报道过父亲。书本是父亲一生的老师,他广泛涉猎各种知识,并乐在其中,真正做到了"学而不厌,诲人不倦",为我们树立了典范。

除了书本,另外一个重要的老师就是患者。父亲常说:"患者是最可靠的老师,我们既是患者的先生,又是患者的学生。没有患者,我是认识不到张仲景的。"随着临证的深入,我越来越能理解父亲了。下面再为大家讲述一个病例。

牛某,女,50岁,肺癌骨转移,高位截瘫。这位患者2011年初来诊,当时因罹患肺癌骨转移,下半身已无知觉,无法行走站立,因此每次就诊都是由车拉来,我每次都到停在医院停车场的车里为她诊病。我之所以这样做,也是贯彻我一贯提倡的临床思维之一,即医者首先要理解患者。因为患者在求诊时,已经给予了医生充分的信任,甚至是信念,此时医者对患者的理解和尊重就显得尤为重要。初诊时我仔细问诊,详察病机,并做了必要的体格检查,由于她的下肢浮肿,还嘱咐她做相关的肾功能检查,然后才开方用药。当时开的方子我仍然记忆犹新,是我常用的苏子理肺汤,此方是射干麻黄汤的一个化裁方。因为患者当时的主证是咳嗽,并伴轻微咯血,服药后疗效满意。复诊时,因为已经详细采集了病史,加之她行动不便,我就嘱咐她不必亲自来了,以后就诊时由她爱人把她的症状和服药后的疗效告知即可。此后三年来,她爱人经常前来叙述病情,更换处方,而患者也定期坚持自己来就诊,她的病情逐渐好转,下肢竟然有点知觉了,患者本人非常高兴。

相处三年来,令我印象深刻的是,这位患者就诊时没有一次不是面带微笑的。作为一个医者,特别是有经验的医者都知道自己开方用药的有限价值。不可否认,我的方子方证对应疗效确切是患者满意的前提,然而,患者所给予我们的信任和鼓励远远超过了疗效本身,当然其中也有她顽强的求生欲望做支撑。每次的诊治过程,患者都给予了我莫大的肯定与鼓励,她说服药后自我感觉特别好,睡眠好转了,身体的疼痛也能克服了。其实,可想而知,肺癌骨转移的疼痛仅靠中药怎能完全克服,这就是患者对我的鼓励呀!她每次就诊时,都在车上拉着我的手和我说好多话,我总愿意把她的话都听完,然后患者满意地离开,每次都是如此,每次的就诊都成为医患之间的一次充满信任的相约。这三年来,我们之间也不回避死亡的话题。有一次,她肺部感染后,病情危重,我专程带弟子赶往她的家中看望她,我平时诊务繁忙,然而在她生命的最后一程,我一定要来看看她,给予她最后的支持。当时我开了四逆汤和人参汤,这是支持患者最后的胃气和肺气的方子。开方后,我们医患之间作为朋友还进行了深入的交流,她告诉我,她的孩子们都结婚了,她完成了自己的使命就要走了,这一路走来,没有遗憾,也没有痛苦了。我对她说:"你安心地走吧,你的丈夫非常爱你,你的孩子们也很孝顺懂事,你这一生成就了很多故事,我会把你的故事带在身边,走到哪儿就讲到哪儿,尽管你的名字我不告诉他们,但你的故事留下了,你和疾病顽强抗争了三四年,是一个值得我们尊重的患者。"

在患者安详地过世后,她爱人专门给我写过一篇文章,其中谈到一个成名的医者,其成就事业的方式,是完全依靠高超的医术吗?不是的,是人与人之间真诚的交流。而医患之间的信任与交流,是建立在相同文化背景基础上的。

1. 中国文化的历史性

医学,不论西医学还是中医学,其第一个内涵都是文化。谈及文化与文明,中华文明三样宝,汉字、美食、中医药。先说汉字,文字是人类思维方式、生活方式和价值信仰的生动载体。中华文明五千年的历史中,有文字记载的三千多年,汉字可以说是中国文化的画卷,它是中华民族独特的文化遗产。中华文化长河源远流长,除汉字外,中华美食也是全世界独一无二的遗产,在全球享有盛誉。中华美食风靡世界,无疑是中华民族对世界文化的一个杰出贡献。第三个就是我们的中医药。中医药的价值与它的实践背景密不可分,其中所蕴藏的丰富的科学内涵,需要我们去深入研究。

青蒿素之所以能获得国际公认,是因为它是用现代科学方法来提取的有效单体,药理作用明确,抗疟疗效显著。也就是说,对于中医药,我们是运用现代的科学观点去对应地了解它,是采用药效机理等循证依据去对应地评价它。这无疑是目前中医药现代化研究的一种趋势,是受到肯定的。但是,我们是否可以换一个角度,从历史观的角度,还原到中医药产生的那个时代对中医药进行考证,是否更符合实

5

际？所以，文化的第一个要素，应该是了解文化的历史性。

我们的历史是什么历史呢？中国是一个地大物博的土地文明国家，我们生活在相对封闭的以土地文明为主宰的这样一种文明中。我国农耕文明从早期到中期到最后的发展壮大，一直处于世界领先地位，直至明清时期达到鼎盛，当时 GDP 最高约占世界 1/3 左右。尽管我们的农耕文化曾受到作为游牧文化的胡文化及其他外族文化的侵袭，或者说是民族文化的渗透与交融，但作为主体文化的农耕文化并没有变异。

直到现在，我国的经济本体仍然是农业本体，农业是国民经济的基础。我国是人口大国，国以民为本，民以食为天，吃饭问题不仅是人类生存最基本的需要，也历来是国家稳定和社会发展的永恒主题。我国人口众多、资源相对不足、生产力相对比较落后，我国工业与世界发达国家相比，还存在着较大差距，实现工业化仍然是我国现代化进程中艰巨的历史任务。但是，大家也要明白，我们的文化有着鲜明的历史过程，在世界古代文明中，我国的传统农业曾长期领先于世界各国。古代劳动人民所创造的种类繁多、设计精巧、使用方便的农具以及在长期实践中所积累的丰富经验，使我国的农耕文明一直处于世界领先地位，值得我们每一个华夏儿女引以为荣。而且，中华民族在长期的农耕生产和生活中所积累的宝贵经验，也促进了中医药的产生以及中医药经验从简单经验到复杂经验的提炼。

中医药的形成和发展与中国特有的文化密不可分，中国文化是中医传承的载体。之所以强调文化的历史性，就是为了让同学们真正了解和重视我们的文化，这个文化了不起，它有非常强大的生命力。

2. 中国文化的民族性

中医学是几千年临证经验的总结和概括，又经受了实践的检验，在实践中获得了成功，所以其科学性是肯定的。而中医学又是在我国古代特有的政治经济条件下，在传统文化背景中产生发展起来的，是传统文化的一部分，因此其民族性也十分鲜明。

我国的地理环境决定了中华文化是一种农耕文明，农耕文明所产生的民族性又构建了中华民族鲜明的思维特征，这种思维特征就是重视经验的传承。例如，二十四节气的产生与传承，它是我国数千年农耕文明的印记，也是中国古代劳动人民智慧的沉淀，更是中华民族重视经验传承的经典范例。这种重视经验传承的思维特征不仅体现在我国传统文化中，而且体现在我们认知事物的思维方式和习惯中。当我们在生产和生活中去了解一件事情或一种事物时，我们一般会求助于一位师者或长辈，向他们请教。因此，尊师长，重长辈，不仅成为中华民族的传统美德，而且也成为我们的一种思维惯式。传统中医就是通过师承授受的形式传承下来的。我国历代的中医先贤，大多是通过师带徒、父传子的传承方式培养出来的，如张仲景师于张伯祖，李东垣师出张元素等。

随着我国工业化和现代化的进程，生产方式产生了巨大的改变，生产方式的改变必然会改变人类的思维方式。因此，农耕文明中所积累的某些经验在现代社会中可能显得比较原始，比较落后了。但是，几千年农耕文明所产生的思维方式不可能随着生产工具和生产方式的快速改变而改变，这种改变需要时间和过程。就中医学而言，其学术体系中的很多内涵和认知，至今仍然带有鲜明的民族性特点。因此，虽然中医药流传到世界各国已有一千多年了，但是为什么其发展不如人意，这就是中医学民族性特征所决定的，也就是我们常说的"文化屏障"。试举一例加以说明，和任何一个中国人谈肾虚，即使他没有学过医，不具备专业的医学知识，仍然很清楚肾虚的基本含义，并且会将腰困、腰痛、生育功能与肾虚联系起来。然而，如若与一个西方人谈及肾虚的话题，他可能会认为作为实质脏器的肾体积缩小了，功能异常了，从而觉得不可思议。之所以会产生这种思维方式的显著差异，就是由于文化背景和认知角度的不同。相比之下，受中国文化直接影响的日本、韩国等亚洲国家，由于与我国有着共同的文化基础，这种文化屏障问题并不存在，因此，中医药事业也得以迅猛发展。

我给大家讲个小故事。古代中药处方中剂量单位一般用两、钱或分表示，现在临床处方中草药用量则以"克"为单位。有别于方剂中的主要药物，生姜和红枣作为药引子，一般在常规处方中不写克数，而以三片生姜、四个红枣标示。患者都很熟悉这种处方，一般不会特意向医生询问生姜和红枣的具体用量。然而，文化背景不同的国外患者则往往不明白其中含义。我上次给一个长期生活在美国的患者诊病，他拿着处方离开诊室后，我就对徒弟说，他一会儿肯定会回来。他们都很纳闷，门老师这么神，怎么知道他一定会回来？我说，他肯定会回来,他回来问什么我都知道。因此,我故意给学生们留下了一个题目,让他们猜猜患者回来询问的内容。这就是文化嘛!不出所料,患者离开没多久就返回诊室,问道:"门教授,您处方中有三片生姜,一片姜要多么厚、多么大?"我说,处方中的一片生姜就和家里做饭时生姜的用量相似。患者说,我们做饭时一般不用生姜。因此,我就告他,一片生姜的重量大概 3～4g。换算成具体的克数后,患者才点头微笑而去。在我们日常生活经验中,在我们民族思维习惯中,一片生姜的用量问题是不存在的,是不需要思考的,是通约的。这是因为中华文化在以其为核心的文化圈中,包括日本、韩国及东南亚国家,都具有通约性。我给很多日本、韩国人都看过病,他们一般不会对处方中生姜的用量提出疑问,因为彼此的文化相近,饮食习惯也有一定的相似性。

中华文化的通约性,它的核心就是重视经验。中华民族对经验的重视是由丰富的农耕文明所产生的,代代相传,逐渐形成了其对大自然,对事物的认知有一种特殊的民族特色。我们既不需要也没有更多的愿望去把事情做得那么精细,因为在农耕文明中,顺应自然产出的美食足够吃,砍伐树木建造的房屋足够住,生病后喝点中药就能好,这种自给自足的生产方式使中华民族能够传宗接代,衣食无虞。此外,中华文化的另一特点就是轻家国而重乡土,家国不是指国家,而是指社会。中国人往往不关心更大化的人类社会,而是关注自身的乡土。我并不评价乡土文化的优与劣,而是要强调这一文化所带来的影响。我们的饮食习惯就深受乡土文化的影响,不易改变,而且我劝大家也不要改变固有的饮食习惯,因为它有很多优势。每年暑假来临,很多出国留学的女孩都会回国找我看病,其中大多数人因为在国外长期嗜食冷饮导致内分泌紊乱,出现了月经失调及面部痤疮。这是由于饮食习惯的改变后,机体不适应而出现的病症。经过中药调理脾胃后,症状会明显减轻,进而痊愈。其实不喝中药也行,她们回国后吃母亲做的饭,病情也会明显缓解。治疗这类疾病时,中医药之所以取效甚捷,就是因为中华文化的民族性所决定的。中华饮食文化和固有的饮食习惯是中华民族生活方式长期积淀的结果,在脱离原有的文化氛围并改变固有的饮食习惯之后,人体不适应所以生病。经过中药调理脾胃并纠正饮食习惯后,从而病愈。

（二）自然哲学是中医传承的基础——哲学本体

中医传承首先要了解中医的文化，即中华民族特有的民族文化，其次还应熟悉其千百年来逐渐形成的固有的哲学思维方式。我国是一个土地文明国家，农耕文明决定了中华文化是以观物取象的方式来认识世界的，即在获得某种现象之后，采用的是类比思维方式，只是简单地对现象进行类比，而不深入剖析其本质。农耕文明所产生的这种质朴的思维方式有一定局限性，它和现代科学没有可比性。因此，很多相关命题是错误的。比如，将中医和西医比较。中医学与西医学，从概念上讲，似乎是指中国医学与西方医学，其实深究其内涵，两个名词不完全对等。中医和西医这种约定俗称概念的确立，是由于几千年来所形成的特有文化。如果按这两个名词历史时间去定位，中医应称为传统医学、古代医学，而西医则是指近代和现代医学。因此，中医学可以理解为中国的一种传统文化，一种经验，一种民族的文化遗产。而西医学属于自然科学范畴。科学是近现代产生的，是人类对各种知识逐渐抽象、提炼，所形成的对事物的一种根本判断，或是对某一领域或某一知识体系的一种认识。因此，中医学和西医学没有可比性。

现代中医教育中的很多命题，同样值得反思。比如，将西医病名和中医证型相结合。中医教材中讲述慢性胃炎，这是西医病名，其中附有中医治疗、辨证分型。要求学生记忆、背诵，方能顺利通过考试。还有的命题是把中医的阴和阳变成两个事物进行阐述。肾阴虚，症见五心烦热，潮热盗汗，咽干颧红，舌红少津，脉细数等。肾阳虚，则症见神疲乏力，腰膝酸软，小便清长，四肢厥冷，舌淡胖苔白，脉沉迟等。理论上，肾阴虚和肾阳虚可以进行区别，然而临证时却不能截然分开。比如，有的患者身潮热却同时伴有手足不温。之所以会出现这些命题，是因为我们在接受教育的过程中受到现代科学思维的影响较多，很容易接受逻辑思维，学习西医时在思维上不会有很大障碍，而学习中医则存在思维障碍。在现代科学思维影响下，高等教育模式把具有传统文化色彩的中医知识变成一个具有概念、判断和推理的形式逻辑，把中医肢解成一个对号入座的线性思维，编写教材时，不知不觉把中医按照科学对象去对待。因此，阴和阳成为一对不可调和的矛盾，阴虚证不能用阳药，阳虚证不能用阴药。事实上，中医从来没有把阴阳分开过。中医的一首方剂中往往既有附子(阳药)也有芍药(阴药),既有附子(阳药)也有熟地(阴药)。而中医教材中却把六味地黄丸和金匮肾气丸变成了一对水火不容的矛盾。张仲景所创制的金匮肾气丸可以治疗消渴等慢性病、功能衰竭病及代谢紊乱的疾病,服用此方后可改善代谢,恢复体能。中医文化称为"益肾气"。直至宋代,钱乙在运用此方医治小儿疾病时,由于附桂偏燥,因为小儿乃纯阳之体,用药不宜过燥,故于原方中去附桂,遂成六味地黄丸。如果钱乙先生将此方命名为小儿肾气丸,可能后世医家就不会认为此方为补阴之剂了。

中医学取类比象的思维方式与中国传统文化密切相关,正是囿于文化的需求,在中医药发展史上,很多医家及学派十分重视中医理论的阐发,而忽视了实证经验。早在汉代已有"医经"和"经方"学派,《汉书·艺文志》载有医经七家、经方十一家。医经学派是专注于基础理论研究的一个学派,特别是明代,致力于研究和注释经典的医经家大量涌现,如吴昆著《素问吴注》、马莳著《黄帝内经素问注证发微》、张景岳著《类经》等。因此,综观中医药发展史,中医走上经方道路,历经曲折,实属不易。我的父亲门纯德教授曾经说过:"一个中医是否纯熟,就看他是否真正走到了经方道路上。""经方道路"看似抽象,实际是指中医经方学习和实践的方式。中医药文化所阐述的很多理论和认知,是在农耕文明的文化前提下产生的,形成了不同的学术流派和竞相发挥的各家学说,给学生带来了很多认知上的困惑。只有去掉中医的文化遮盖,撷取其中所蕴含的精华——方证经验,并不断地实践,才能学好中医,进而成为一名纯熟的中医。因此,纯熟的中医读的是方书,验证的是方子,而不是按照文化去机械对应。如今,亦有很多医家致力于经方研究,其中不乏热衷于研究《伤寒论》条文,对其进行文化解读并指导临床者,这种研究方法也属于医经学派。经典的学习和继承有很多方式。《伤寒论》之所以成为经典,其传承生命力如此强大,是因为它总结了汉代以前久经检验的经方实证经验。正是经方确切的疗效和实用价值,才使得它能传承后世,造福患者。因此,建构正确的中医思维,重视方证经验的学习和实践,方能真正继承经典,传承中医。列举一个病例加以说明。

张某,女,85岁。以高热一周入院,经西医各项检查,确诊为肺炎。

实验室检查：血沉60mm/h，白细胞分类单核偏高，白蛋白偏低。经静脉点滴头孢哌酮钠舒巴坦钠、莫西沙星、痰热清和泮托拉唑后，效差，仍发热，且泻下数次，腹胀不食，下肢水肿。曾用激素，短期退热后，次日复发高热。入院后病情一直加重，医院遂下病危书。患者家属邀余会诊，诊见：精神不振，呼吸急促，体温38.5℃，咳嗽有痰鸣音，自诉纳差、恶心。舌红少苔，脉细数。处方如下：

一号治胃方：干姜4g，小红参5g，白术6g，姜半夏4g，炙甘草3g。

二号治肺方：射干5g，紫菀9g，款冬花9g，干姜5g，五味子5g，麻黄5g，姜半夏6g，浙贝5g，炙甘草4g。

上方各五剂，早晚各服一次。

我在会诊中谈及此病的认识时说，在诊治过程中，为何不关心患者的食欲，只针对发热呢？在座的主治医师都默不作声。我又说，为什么怕发热？一味的降温是治疗吗？患者虽然年事已高，肺部感染，持续发热，但生命体征尚算平稳。其脉又细又数，是机体能量代谢特别差的征象。此时治疗胃气，理肺气，是解决人体自身能量和代谢的关键。胃气一健，人体就会吸收营养。何况老人已经体力危急，输注再高级的抗生素也不能解决问题，反而越来越重，导致菌群失调的泻下。处方开药后，我又叮嘱患者吃点流食，喝米汤。而且治胃的方子服用时频频饮之，食欲会逐渐好转，有了胃气，患者就有生的希望。我说服药两天即效，三天后体温就能恢复正常！如我所言，患者药后精神转佳胃气复，体温平稳下降，三日后体温正常，一周后痊愈出院。患者家属遂来电告知喜讯，感激之至。

面对危急重症，考验的是中医实证水平！此病的诊治过程，又一次回答了中医关键时刻治什么的核心问题！也引出一个问题，在大病面前，在重症面前，中医到底是怎么思维的。如果按现代科学的思维方式，进行一种数字的、机械对应的诊治，此病的中医治疗就应该止咳化痰，清热解毒。患者所用的痰热清就是清热解毒化痰的中药注射剂。这样一种思维模式，恰恰把中医的核心丢了。都说经方好，不是简单地感性地说它好。很多人宣传经方，背条文，研究经方，是一种还没有走上经方道路的学习。通过这种热情可知，这仍是感觉上的一种经方膜拜，并不是真正运用经方。如今，我们的经方使用不如东南亚，甚至都不如日本。日本的经方使用十分普遍，很多剂型购买和服用都

11

很方便。所以,其实我们所掌握的是后世一些文化所摸索的中医,特别是当代文化所摸索的中医,它被教材化了,被固定到某一个概念和具象的认知上。其中当然有它的经验成分,但这个经验成分不是中医的主体。

回溯中医药发展史,中医认识和研究疾病,从单一症状到复合症状,从单药到复方,从简单经验到复杂经验,最后上升到理法方药,这个积累是一个漫长的过程,它有它的独到之处。特别是汉代,东汉张仲景的《伤寒杂病论》是一部富有里程碑意义和历史价值的著作,为临床实践确立了融理、法、方、药为一体的辨证论治的典型示范。书中的全部内容,既体现了对疾病症状的规律性认识,又包括了灵活多变的方证、药证经验,还内含着质朴的哲学思维。这种思维是农耕文明所产生的取类比象的思维方法,是观察大自然各种现象后的经验积累。如阴阳五行学说是古人观察天地自然常态后概括而来的,人与天地自然是相应的,自然界可分阴阳、四时、五行、六气,人体也相应有五脏六腑与三阴三阳的辨病分类。因此,不能按照现代科学去机械对应,亦不能依据科学求真的原则去探求"阴"是什么物质构成的,"阳"是什么物质构成的。关于阴阳实质研究的课题,其命题是不准确的。

中华民族在生产生活中对大自然的观察及其直观体验,产生了一些朴素的认知,可以称之为一种哲学(我更倾向于称之为一种认识)。这种哲学有别于现代意义的哲学,它的质朴性源于朴实的农耕文明和生产生活实践,是古人对事物外在现象的广泛联系产生的认知。中医理论中有藏象学说,何为藏象?就是一种脏腑功能和大自然外部事物的一种"象"的组合。古人通过取类比象的方法认知事物,在认知人体时把脏腑功能组合到一个名词("藏象")下去运用,并没有实证意义,不是现代科学意义的相关认知。因此,不能用中医学的藏象去对应西医学的脏腑功能,这两个名词是不对等的。

刚才所讲述的发热病例,西医诊断是肺部细菌感染,并针对致病菌采用抗生素治疗。中医的虚实辨证,是一种功能评价,是对事物现象的功能化认知,而不是对事物本质的认识。患者为高龄病患,在使用多种抗生素和清热解毒药物后,胃气虚弱。《素问·平人气象论》曰:"平人之常气禀于胃,胃者,平人之常气也。"胃气乃后天之本,胃之有气即可支持一生。不仅平人以胃,而且大病以胃,这种认知是中医文化及质朴的哲学思维方式所决定的。患者之所以服用理中汤后胃气复，精神佳，大病愈，是因为她食欲好转，通过增加进食补充了机体需要的营养，人体随之产生很多抗击疾病的细胞，是人体自己康复的。如果按照西医思维，将患者的高热对应地认为热证，运用大量清热解毒的中药，不仅无法退热，而且苦寒败胃后定会加重患者病情，后果不堪设想。

（三）方证经验是中医传承的核心——科学本体

中医药是一个伟大的宝库，其中不仅富含着质朴的哲学思维，而且包括了久经检验和重复的科学内涵——方证经验，它是中医传承的核心。方证经验是中医在对疾病症状规律研究的基础上逐渐形成的。方证经验的核心是它的理性思想，它具有长期以来对疾病规律的认识，这个认识都在"证"上做学问。那么"证"的概念是什么？或者说中医是怎么认识"证"的？教科书中"证"的概念，"证"是对疾病症状规律的高度概括，脉也是对疾病规律的总结。而我通过数十年对证本质的研究，认识到证是人体患病下的功能状态，辨证就是中医通过症状规律判断人体的功能状态。人患病时的功能状态各有不同，结合对仲景方证经验的研究，归列出功能五态：功能不足态、功能不调态、功能衰微态、功能阻滞态和功能失常态。

以功能衰微态为例加以说明。功能衰微态是指大病久病之后，人体功能衰竭到一定程度，阳气微弱，临证中往往运用麻黄附子细辛汤、四逆汤、肾气汤或理中丸等方剂兴阳温通，振兴患者功能。大家可以看出，此类方剂皆属经方。"经方"，乃仲景之方。经方它"经"在哪里？为何仲景之方才能说是"经方"？怎么不说别的是"经方"？因为经方是仲景对辨证论治的高度提炼。《伤寒杂病论》是仲景这位仁德之士给我们总结出来的一本真实的中华民族文化精粹，是我们民族的一个精华。仲景整整一本书给我们记录下来的是汉代以前整个中华民族实践重复率最高，并经过严格验证的方证经验，是它的精髓所在。在临证时，经方既要广用，亦应精用。"广用"是指经方的适用范围，而"精用"则是指用方的态度和疗效。在用方之时，态度要严谨、精细，胸有成竹，心有定见，因此，用方之后，就可取得精准之疗效。列举一个理中汤的典型病例加以说明。

山西门氏杂病流派是国家中医药管理局于2013年确定的全国首批中医学术流派之一。作为流派的学术带头人，同年我赴深圳福田区中医院筹建流派工作站，并在该院举办了学术讲座，其中我讲了一个呕吐的病例。该院的一位院领导是妇产科专家，她的病房收治了一位妊娠恶阻的患者，该患者是初次怀孕，现妊娠三月余，呕吐频作，不进食亦吐，久治不愈，最近十余天几乎不能进食，患者非常痛苦。讲座结束后，她邀请我去会诊这位患者，我欣然应允。我与院领导在院长办公室等待患者，她走进办公室后，我观察到她大约二十多岁，体型瘦弱，面色苍白，她尚未坐稳，又欲呕吐，旁人急忙递上痰盂，只见她"哗"地吐出一股清水。之后，我通过详细的问诊和脉诊，得知她平素脾胃虚弱，怀孕后亦未注意调摄饮食，前不久还进食生冷，脉沉细弱。当时，我的研究生常兴和跟随着我，我就示意他开方子。因为我的学生平素侍诊，对此类病证已非常熟悉，因此，他只问我："老师，是用党参还是人参？"这是我平时在使用理中汤时的药物变化规律，我说党参足以，这就是我的回答。兴和开出了处方：党参9g，白术9g，干姜6g，炙甘草6g，水煎服，嘱其频频饮之。第二天，我们又参加了一个学术活动，晚上启程坐飞机离开深圳，在去机场的路上，我的学生提议打电话询问一下患者服药后的疗效，我说不问，如果要问，我就不来深圳了，这就是我的原话。第三天，院长给我打来电话，他是我的同学，和我关系很好，他说："老门，真神了！病人好了！"我说这不是我的功劳，是经方，是仲景的理中汤的疗效。

仲景怕我们不会用这个方子，没有将它命名为人参汤，而是专门取了个俗名叫理中汤。理者，调理也。大家想想，我们学的时候把它学成了干姜汤、热味汤，不知不觉就走偏了。理中汤尤其适合女性，因为女性多于中焦和下焦虚寒，中焦虚寒以吐利腹痛为主证者，或下焦虚寒以痛经及少腹虚冷为主证者，均服之有效。再举一例。

八九年前，我女儿正就读高中，我们学院的一个女学生经常帮她辅导功课，这位同学后来考入了北京中医药大学。有一次，正值隆冬，她说最近同学们因为功课紧张，饮食不注意，经常吃凉饭，胃痛者比比皆是，因此，向我询问有何方法能减轻胃痛。我嘱咐我的爱人熬60袋理中汤，分发给同学们，胃脘不适者皆可服之。大多数同学服用此方后，胃痛即止。

　　这种认知，就是中医的方证经验。在此病的诊治时我们不是着眼于幽门螺杆菌，也不是针对胃黏膜的病理改变，而是依照一种功能状态，一种经验去直觉地把握它，中医称之为脾胃虚寒。脾胃虚寒等常见的功能状态是感性认知中的一种记录，是普遍人群容易出现的问题。仲景在《伤寒论》中谈到："霍乱，头痛发热，身疼痛，热多欲饮水者，五苓散主之，寒多不用水者，理中丸主之。"外感寒邪所致霍乱，首选理中汤。平素脾胃虚寒喜唾涎沫者，亦可用理中汤。这种方证经验就是建立在对功能状态准确把握的基础上的。

　　2003年的非典，又称重症急性呼吸综合征（SARS），当时我坚持在医院一线工作，虽然没有亲身接触到SARS的患者，但是通过查阅资料，了解到此病是由于SARS冠状病毒引起的急性呼吸道传染病，患者主症为：发热、恶寒，伴头痛、肌肉酸痛，继而出现咳嗽，气促和呼吸困难等症，重症患者易出现呼吸窘迫综合征。通过对病因和临床表现的分析，可知其一，此病起病急，通过呼吸道传播，传播速度快，相当于中医的太阳病；其二，患者症状特别凸显，高热、恶寒、头痛、肌肉骨节疼痛、咳喘，是一组功能阻滞的亢奋状态，虽然我没有为SARS患者把过脉，但从主症可以推断，其脉一定是紧张的，亢进的，多为浮数脉。因此，如果我们不去考虑现代医学所确定的病因，只按照功能状态去处方用药，便可知此证为典型的麻黄汤证。《伤寒论》第35条："太阳病，头痛发热，身疼腰痛，骨节疼痛，恶风无汗而喘者，麻黄汤主之。"我在北京参加全国中医药重点实验室建设的时候，还专门谈到了这个认识。我说，由于文化遮盖，麻黄汤走出了内科书，已经不在我们的应用视野了。但是，它是个很好的方子，发汗解表，宣肺平喘，非常适合SARS患者，有助于祛除表邪。然而，当时针对SARS的中医治疗基本上是按照现代医学的思维方式去进行辨证，如辨为风热或时行毒邪侵袭人体，多使用清热解毒的方药予以治疗，金银花都脱销了。当时所使用的最接近麻黄汤的方药是麻杏石甘汤，然而此方的疗效也不能与麻黄汤相提并论。因为，SARS冠状病毒属于中医的客气邪风，致病性强，危害性大，侵犯人体后出现的热、喘、疼、烦等症较重，此时，所用麻黄汤是一首兴奋剂，方中没有一味凉药，而均为助阳的药、辛温的药、促进代谢的药，服用麻黄汤后，加快机体代谢，病原微生物随汗出而代谢，人体功能也会随之恢复正常。

因此,方证经验是学习中医,认识中医,以及继承中医的核心要素之一。中医传承就是对经验的一种实证,对经验的再认识及再提炼。中医不仅治疗急性外感病疗效显著,而且对急性肾衰的疗效亦很突出,再列举一例。

1994年,我正准备硕士答辩时,大同一个邻居的母亲罹患急性肾衰,病情危重,从少尿到无尿半个月,患者全身高度浮肿,药物治疗无效,因为当时医院没有透析设备,西医已束手无策,家属只能无奈将其接回家中。因为家父曾用中药治愈过此类病证,家属对我也比较信任,遂邀我前去诊治。我一看患者全身高度浮肿,即仲景所言之"一身悉肿",只能平卧,无法坐立,无汗,脉浮数,尿液点滴不出。此为风水,风水为病,来势较急,多因风致水,风水相搏则水湿泛滥,故一身悉肿,方用越婢汤。遂疏越婢汤一剂:麻黄30g,生石膏40g,炙甘草10g,生姜9g,大枣4枚,水煎服。嘱其久煎,最少煎煮40分钟。仲景在《金匮要略》中谈到此方的煎煮方法为"以水六升,先煮麻黄,去上沫,内诸药,煮取三升",由此可知,麻黄需久煎。患者家属下午5时开始煎药,我于晚上8时前去探望,一进家门,惊喜地发现老人浮肿减轻,已能坐起,并告知服药后便一直出汗,目前已出汗达40分钟,自觉周身舒畅。次日,患者泌尿功能恢复,排出血尿,之后,又予金匮肾气汤和五苓散治之,患者渐至痊愈,家属感激之至。其后十余年健康无虞,前几年80多岁时才因脑血管病去世。

我之所以敢于救治这样一例急危重症,就是因为家父诊治此类疾病时全程跟随,记忆深刻,所以,中医的经验传承非常重要。

这个病例在《名方广用》中亦有记载,患者冯某,因下地劳动,被大雨浸淋,次日全身浮肿、高热不退,赴医院诊治。三日尿量共计600毫升,脉浮数。当时先生为其把脉后,我亦把脉,回家后和他说,该病不是一个死证吗?先生说何以见得。我说,肾病而见浮数脉,不是阳亢反射吗?先生说,此也肾病,彼也肾病,从中医角度而言,此病其实不是肾病,而是感冒,不可被其现代诊断所困惑,而应对证施治,则其效莫测。先生当时施与越婢汤原方,麻黄10g,生石膏24g,炙甘草6g,生姜9g,大枣4枚,水煎服。服药当夜小便达2500毫升,浮肿大消,身热退。

通过这两例越婢汤的治疗,验证了中医经验的有效性,以及思维的质朴性。张仲景所言"一身悉肿",并不仅仅是一个词,而是一种非常质朴的经验和直观的感受,仲景虽然没有在实验室做研究,找病因和治疗依据,但是他总结了人体的功能状态,及早地把握了人体的功能状态。中医对功能状态的了解就是从单一症状到单一症状的重复,这种症状和体质、体征的关系,逐渐形成了中医学对疾病的独特认识。尽管后世逐渐形成各种学说和辨证理论,中医学的内涵依然是以质朴的经验为主体。

中医传承必须了解学术本体的文化性,实证实效的科学性,不断思索的哲理性。中医不同使用价值的认知决定着不同的中医。

二、方家有道

上一讲中医传承介绍了中医的三个学术本体，文化本体、哲学本体及科学本体，学习中医首先要了解我们特有的民族文化，还有千百年来逐渐形成的固有的哲学思辨和思维，更重要的就是古代先贤长期实践所积累的方证经验，即中医有效的治疗方法和经典方药，都可归属于技术的范畴。中医药是中华民族数千年来，在生产和生活实践中与疾病做斗争所取得的丰富的经验总结，说它是一个伟大的宝库并不为过，其中的精华就是方证经验。即使在初始接触或学习中医时有一些认知上的偏颇，随着对于中医学术本体的深入了解，也会在学习和实践的过程中逐渐体会其内涵，把握其科学（技术）本体。

方证经验是中医的科学本体，是中医传承的核心，而方证经验的实践和传承很大程度要依赖中医临床家，即方家。因此，第二讲的主题是方家有道。

（一）方家有道

何谓家？家是指在某一学术领域有作为的人，如书法家、文学家、唐宋八大家等。何谓方家？古语中的方家是指精通某种学问或技艺的人。中医之方家特指经方家，即临床家。何谓道？道是指规律，是存在于个人行为当中的自觉或不自觉地形成的一种规律，也是一种经验。何谓有道？就是指自身本已存在的规律。中医在数千年的发展历程中，无论是被弘扬，还是被怀疑，被压抑，都没有影响其自身的存在和发展，就是因为中医有道。方家需要通过不断地实证去体悟方，掌握方之规律，故曰方家有道。

1. 方家

现代的中医，无论是从事临床工作的中医师还是从事教育科研的研究者，大多是经过正规的中医药院校培养出来的，不同于古代的学习和培养模式,古代中医是通过师承授受的形式传承下来的。古人学习和研究中医大致分为两类,一类是医经家,另一类是经方家。古代的经方家和现代的中医临床家,可简称为方家。

汉唐以前的书籍,主要是用竹简、帛书、板刻几种方式流传,不易于保存,容易遗失,而且古今文字,不尽相同,因此,古代书籍往往需要校订和注释。医经家大多专注于基础理论研究,对古代医学典籍进行校订、注释和演绎,其中包括对疾病的认识,条文的阐发,方剂的解读,以及病因病机的探索等。医经家的代表人物很多,如西晋的王叔和,唐代的王冰,明代的张景岳、孙一奎、赵献可,清代的张志聪等,他们从文化上对中医进行了整理,也为后世延续了一些中医的认知。作为传承中医文化的主体,医经家留给中华民族,留给当代的中医学子,留给人类很多宝贵的文化财富,其文化内涵以及所蕴含的技术知识和经验都值得我们去研究和挖掘。

与医经家专注于理论研究不同,经方家是使用方药来治疗疾病的临床实践者,简称为方家。其实,汉代就有医经家和经方家的分类,《汉书·艺文志》载有医经七家、经方十一家。当时的医经家不同于后世专注于理论研究的医经家,他们是采用针灸与脉学相结合的方式治疗疾病的医师,经方家则是使用药物来治疗疾病,二者治病的方式不同,但是都以临床实践为主,都要通过实践去积累经验。后来由于社会趋向稳定,特别是到了唐代,社会安定,分工明晰,随着"太医署"的成立,使得一部分医家可以专注于文献整理与研究工作,注释典籍,著书立说,这就是后世的医经家。医经家通过对医学典籍的校对与注释,以及对当时医疗实践的记录和整理,为中医的传承与发展做出了贡献。虽然他们在记录整理的过程中,可能有一些个人的主观认知,但是并不影响中医药文化的主体传承。

2. 实证

中国文化重经验,重体悟,对事物的认知偏于感性,这种特点在中医学中,体现在很多认知的表述方式趋于多样化。如中医的藏象学说,是从自然现象到人体脏腑功能,取类比象,类比出的一种认知,这种认知的表述方式有很多种。不同于现在的概念或定义,古人对事物的描述或评价,往往多是个性感悟和体会,重复多了,就变成一条理论被记录下来。因此,中医才会出现各家学说,不同的学派之间进行学术争鸣。这就需要我们从实践去考证,无论是经方家还是医经家,最终都要还原到中医的实践。实践是中医的生命力,也是中医传承后代,造福人类的最重要的过程。

中医实践又称实证,此实证非彼实证,不是虚证实证的实证,而是临证的实践过程。中医学的三个学术本体,方证经验是其科学本体,是学习和传承中医的核心要素,而方证经验就是需要通过不断地实证,不断地总结,不断地反思,方能日臻成熟。之所以强调方证经验的核心地位,是因为中医学并不是以自然科学的形式去反映其对象的,它是以中国传统文化特殊的理念说明和解释人体生理、病理、药理和诊疗等一系列问题,这使得中医的学术形式包含了浓重的民族文化因素。我们今天所强调的中医特色,在相当程度上并不是自然科学性的内容,而是非自然科学性质的民族文化内容。作为中国传统民族文化的重要组成部分以及国家政治的主要文化基础,儒家文化对于中医学产生了一些正面或负面的影响,我们把它称之为"文化遮盖"。很多中医古典书籍讲天体,讲六气,讲人文,讲历史,甚至讲玄学,久而久之,对中医的学习和认知造成一种误导,使中医成为一种文化需要,一种理念需要,甚至是一种政治需要,从而被歌颂,被讲授,被传承。因此,社会一些有识之士对中医某些认知的批判是很尖锐的,引人深思。例如,整体观念是中医学理论体系的基本特点之一,然而,不能为了强调中医的整体观,而相应否认现代医学的整体观。现代医学中也不乏整体观念,如神经-内分泌-免疫网络调节学说,明确指出神经、内分泌和免疫三大系统是通过神经递质、激素和细胞因子及其受体的相互作用实现自身及其交叉方面的调节。之所以会出现这种不该有的认知,是因为现代高等教育模式把具有传统文化色彩的中医知识变成一个具有概念、判断和推理的形式逻辑,凡事习惯于简单的对比,因此,阴阳成为一对不可调和的矛盾,六味地黄丸和金匮肾气丸也变成了一对水火不容的矛盾。

又比如,中医学对命门的认识。命门一词最早见于《内经》。《灵枢·根结》曰:"命门者,目也。"目为生命之门,生命之窗,此为命门的本质含义。秦汉以后才把它作为藏象学说中的一个概念。而中医的藏象学说是一种取类比象,一种功能比附,并不是实在的脏器。然而,随着明代医经家的大量涌现以及对肾脏功能的日趋重视,产生了对命门的不同见解和争论,如明代孙一奎提出了"命门为肾间动气"说,明代赵献可则提出"命门在两肾之间"说。这种探索作为理论可以,但是用于指导临床实践则会加重中医的文化遮盖。命门学说是认知上对中医的一个误解,把中医的文化本体与科学本体相混淆,夸大了文化遮盖而忽略了其科学内涵。因此,重视实证,重视数千年来经方家通过不断实践所总结和积累的方证经验,反复验证,深入研究,是学习和传承中医的核心内容,是我们当代中医的己任。

3. 方——文明之约

方剂,简称方,是千百年来人们运用药物进行组合的宝贵经验积累。从早期人类药物的实践到复方的使用,直至最后形成了比较完备的方的体系,经历了一个难以想象的漫长的过程。早在我国原始社会,我们的祖先就已发现药物并用于治疗疾病。"神农尝百草,始有医药"生动地反映了人们认识药物的实践过程。但是,当时只是使用单味药。直至商代,相传伊尹创制汤液(汤液就是将各种生药加水煎煮而成),标志着方剂的诞生。先秦两汉时期,是中华文明基本定型时期,此时,中医方剂的运用也逐渐增多,经验逐渐丰富。东汉张仲景"勤求古训,博采众方",著《伤寒杂病论》,后人尊为"方书之祖"。由此可知,中医文化与中华文明基本是同步的。中医的文明之约就是方。约,有简约、聚会、形成之义。方是中华民族在征服疾病和征服自然的文明进程中通过长期实践逐渐形成的,故曰方为文明之约。

同样,汉字也是华夏祖先在长期的社会实践中创造出来的。汉字作为交流的工具,是百姓在生产和生活实践中所创造的,是人类早期文明的象征,后来逐渐形成了句子,形成了语言,最终形成了文化。作为统治阶级文化的载体,文言文是一种官方语言,是古代统治阶级维护统治、选拔人才的工具,从而剥夺了普通百姓享有文明的权利。众所周知,胡适先生是新文化运动中白话文的倡导者和实践者。他在谈及倡导白话文的初衷时说,文言是半死文学,可读而听不懂,而白话文是老百姓能说、能听得懂的语言,是大众化的语言文字,是"活文学"。例如,京剧中道白时,身着长袍者都讲官话,说文言文,而衣着朴素,如跑堂小二说的却是普通白话,也充分说明了这个问题。

之所以谈到白话文,是因为中医学同样也是中国古代劳动人民智慧的结晶,是中华民族在生产和生活实践中长期同疾病做斗争的经验总结,而不是某个医经家的理论解读。中医药经验的积累经历了一个难以想象的漫长过程。原始社会,古人在采食植物和狩猎过程中,逐渐积累了一些植物或动物的药效学知识,对于一味药物的认识往往需要十余年或数十年的反复验证,经过不断的实践总结,以及不同部落之间的交流,逐渐形成了早期的药物学知识。之后随着社会演进,朝代更迭,以及战争时的人口迁移,人们把不同地区的用药经验进行交流,在治疗疾病时逐渐认识到几味药配伍疗效更好。于是,这种药物配伍经验经过漫长的实践,严谨而规范的研究,逐渐形成了方剂。现代社会一个医者的行医时间多者五、六十年,少者三、四十年。而按照古人的寿命计算,古代医家行医时间大约二、三十年。在这么有限的时间内,每个方家留下的也仅仅是点滴经验。东汉末年,张仲景由于自己长沙太守的身份,加之其对中医的热爱以及强烈的责任感,勤求古训,博采众方,遂著《伤寒杂病论》。书中记录的是汉代以前整个中华民族实践重复率最高,并经过严格验证的方证经验。以《伤寒杂病论》为代表的方书以及其他经典的中医学著作,从现知最古老的医学方书《五十二病方》到葛洪的《肘后备急方》,陈延之的《小品方》,姚僧垣的《集验方》,孙思邈的《备急千金要方》,王焘的《外台秘要》,吴仪洛的《成方切用》等等,当然,也包括官方主持编撰的方书,如《太平惠民和剂局方》,都汇集了古人丰富的治病经验。这种药物配伍的经验虽然是一种直观的经验,但是经过两千多年的实践,逐渐形成了方的文明。

之所以研究方的形成过程,是因为我们在最初学习中医的时候,就应该了解中医的文明来源。同学们学习中医课程时,首先接受的是阴阳五行等概念,以及整体观念和辨证论治等理论,似乎很科学,很严谨,然而,这样的学习其实是和中医的产生和发展过程相违背的。中国是一个地大物博的土地文明国家,中医药的形成和发展与中国特有的文明密不可分,这种文明很朴实。正如刚才所谈到的,文字是百姓在生产和生活中所创造的,而中医学和方的文明之约,也是古代成千上万的劳动人民创造的。大家不要小看《本草纲目》中的1892种药物,这是明朝伟大的医药学家李时珍穷毕生精力,广收博采,亲身实践,对本草学进行了全面的整理总结,历时29年编撰而成的。《本草纲目》对世界医药学、植物学、生物学等学科的发展做出了杰出贡献,达尔文称赞这部著作为"中医古代百科全书"。当年西方列强侵略中国后,抢走很多的财富,他们对其中的中医药知识格外重视,从最初的不信任到经过一一验证后的认同,他们对农耕文明所产生的中医药文化产生了浓厚的兴趣。当年李约瑟博士在撰写《中国科学技术史》时,对中医药的这种实践给予了极高的评价,这也是中医药对人类文化史的一大贡献。

现代医学由于受其医学模式的影响,治疗疾病时往往寻找主要的致病因素,针对单一的病因进行治疗,如使用抗生素治疗细菌感染。然而,大量使用广谱抗生素又会导致真菌感染。类似这种在医学发展中出现的问题,虽然在科学允许的范围内,但是也应该引起我们的反思。疾病是多元的,疾病是互相联系的。随着人类社会生活方式的改变,疾病谱也在发生改变,耐药细菌不断产生,很多疾病的药物治疗开始寻求一种复方疗法,如复方降压药,复方降糖药。这种复方制剂就是药物之间的配伍。尽管中医方剂的配伍是一种比较直观的经验,比较初级的经验,但是毕竟经历了两千多年的实践,人类文明两千年是如此珍贵,两千年的实践才形成了方的文明。

方的文明之约是中华民族特有的财富,不仅在中医药,而且在其他领域提供了很多方法与思路。比如,我国古代四大发明中的指南针与火药也是一种组合,一种配伍,一种方的文明之约。最早的指南针是司南,是磁石和青铜底盘的组合。磁石的南极(S极)磨成长柄,放在青铜制成的光滑如镜的底盘上,再铸上方向性的刻纹。这个磁勺在底盘上停止转动时,勺柄指的方向就是正南,勺口指的方向就是正北。而火药则是硫黄、硝石和木炭的混合物,源于道家的炼丹术。唐代的炼丹者在制丹配药的过程中,发现硫、硝、碳三种物质可以构成一种极易燃烧的药,这种药被称为"着火的药",即火药。在火药发明之后,曾被当作药类。《本草纲目》中就提到火药能治疮癣、杀虫,辟湿气、瘟疫。此外,中国的饮食文化中也处处渗透着方的文明,不同菜系食物的烹调方法是该地区劳动人民实践的智慧结晶,亦是一种方的文明之约。

下面为大家讲述一个病例。20世纪70年代末,我父亲的一个学生在大同三院出诊,他善用经方治疗各类疾病,疗效很好。当时有一个男性患者,姓雷,60多岁,是一位老教育家。半月前因急性腹泻住院,经输液使用抗生素及痢特灵等治疗。七天后,腹泻基本停止,止泻后第二天出现膈肌痉挛,呃逆不止,连声不断,持续十余天,服中西药多类,未见好转。我这个师兄为患者诊治,开了旋覆代赭汤。此方由旋覆花、代赭石、人参、半夏、炙甘草、生姜和大枣组成,《伤寒论》第161条:"伤寒发汗,若吐若下,解后,心下痞硬,噫气不除者,旋覆代赭汤主之。"这个方子是治疗外感之后,或汗,或吐,或下,外邪已解,心下痞硬,噫气不除者。患者因急性胃肠炎住院,经过抗生素治疗后,虽然炎症消退,但是由于输液的液体比较凉,和人体的体温有差距,损伤了人体的胃气,导致胃气虚而上逆,出现呃逆。患者呃逆已持续多日,我师兄开的旋覆代赭汤也未获疗效。于是,一天晚上,他就来到我家中向我的父亲求教,询问虽用经方为何疗效不显?我父亲审其处方,说这个方子开得不错,药味无需再加,只将其中党参12g,改为人参9g,嘱服1剂试之。他看后默不作声,便起身告辞。次日晚间,他又来到我家,向我父亲汇报治疗的情况,他的兴奋之情溢于言表,说道:"老师,病人的呃逆基本控制住了,经方还是好啊,学精了那才真好!"

《伤寒论》这个条文是指病人罹患外感病后,医者通过运用汗、吐、泻等祛邪的方法,外邪已解,但是病人胃气虚而上逆,频发呃逆。患者此时脾胃虚弱,因此,旋覆代赭汤中有参、草、枣、姜,这是张仲景的四君子汤,以扶助胃气。我曾治愈过很多顽固性呃逆的患者,有的病程特别长,长达半年之久,就是依助两个字,胃气。可见,张仲景所留下的方,配伍极其神妙,而《伤寒杂病论》中的宝贵经验并不是仲景一个人的贡献,而是一个民族。正如胡适先生评价汉字一样,汉字是我们整个中华民族用大量的时间和文化创造出的一种有价值的东西。张仲景在《伤寒论》序言中谈到要"博采众方",并且强调要"精究方术",精究不是静止地思考,而是要去实证方,调整方,从而形成方证经验。

《伤寒论》中的经方经过加减化裁后，又是一首经方。因此，书中出现了很多类方，如柴胡类方、桂枝类方、四逆类方等，每类方都有它的主证或兼证。

再讲一个病例。那是1998年，我博士毕业后刚回到山西工作的那一年，这个病例我至今仍然记忆犹新。患者是卫生厅一个领导的家属，产后发热半月余，中午开始发热，一直持续到下午，体温维持在37.5℃到37.9℃之间，伴微恶寒。经化验检查，各项指标未见异常，血象和血沉都在正常范围内。患者家属邀我诊治，只见她白白净净，体型瘦弱。可能是源于我多年来对方证的理解，以及对方术的掌握，虽然是第一次见面，一看患者的状态，我当时就有种直觉，这是柴胡汤证。《伤寒论》第146条："伤寒六七日，发热，微恶寒，支节烦疼，微呕，心下支结，外证未去者，柴胡桂枝汤主之。"如何理解伤寒六七日，是准确运用方证的重点。伤寒六七日，并不是指外感病六七天，一般病程一周之内的外感病患者很少找中医治疗，他们一般都会选择抗生素。伤寒六七日是指伤寒已经持续一段时间了，起码一周以上，但是不超过五周，伤寒五周就不是柴胡桂枝汤证了。这个条文是告诉我们，罹患外感病之后，有些人能自愈，有些人发汗后病愈，但是还有一些人因为体质偏弱，用了这些方法还不行，表邪未解，持续发热，稽留不退，此时应选用柴胡桂枝汤治疗。这位女患者产后外感后持续低热，虽经发汗却外邪未解，关节疼痛，周身不适。细诊其脉，脉象细数。问她吃饭怎么样，她说食欲不好，饮食油腻则恶心。"发热，微恶寒，支节烦疼，微呕"，诸症皆备，此乃典型的柴胡桂枝汤证。于是，我处以柴胡桂枝汤原方治之，并嘱其六小时服一次，服药后喝点粥，微微汗出，休息数日，病就好了。我开了三付药，嘱咐她退热后给我打电话。患者当天晚上就开始喝药，第二天上午11点给我打电话说："门大夫，我喝了药以后出了点汗，感觉身体很舒服，到现在为止还没有发烧。"我嘱咐她继续喝药。她当天又喝了两次，中午和晚上各一次，热退病愈。两付药退热，这就是柴胡桂枝汤！

我们反复强调"精究方术"，张仲景不仅记载在书中，他在实践中也做到了。一些中医名家倡导学经方，用经方，然而很多人只是在理论上推崇经方，临证时却鲜少运用。仲景精心研究柴胡桂枝汤，其配伍及比例严谨，用量合理。然而，某些医家在运用此方时却没有充分尊重原方的配伍及用量,个性化的经验较多,甚者柴胡用至半斤,伤及脾胃。学经方,关键要尊重原方,尽量使用原方,因为经方的形成经过了反复实践和严格验证,是一种文明之约。其实不只张仲景一个人,同时期的东汉著名医学家华佗和董奉,也是精究方术的代表医家。由此可知,那个时期中华民族的经验已经非常成熟。随着《内经》《难经》《神农本草经》《伤寒杂病论》等典籍的相继问世,两汉时期,中医学的理论体系已初步形成。而汉朝也是中华文明的基本定型时期。汉字是华夏祖先在长期的社会实践中创造出来的,在汉代被规范,因此称为"汉字"。汉族,旧称汉人,也是因中国的汉王朝而得名。因此,方的文明之约,也恰恰是中华文明之约,我们后世学子们应该认真思考和继承。

再列举一个柴胡桂枝汤的病例。这位女患者也是我的一名老患者,之前她一直陪父母看病,因此和我很熟悉了。最近她因发热半月余找我诊治,血常规显示淋巴细胞升高,CT和核磁共振均提示纵隔淋巴结肿大,西医建议使用激素治疗。然而,激素治疗三天后,患者仍持续低热,而且因为不能耐受激素副作用,遂找我诊治。患者食欲不佳,关节疼痛,其发热的病程也属于柴胡桂枝汤证中"伤寒六七日"的范围。虽然现代医学免疫方面的发热通常考虑白血病之类的疾病,但是,按照中医学对人体功能状态的了解,这也属于外感病的范畴,是柴胡桂枝汤证。因此,我以柴胡桂枝汤治之,每日一剂,早晚分服,嘱其三日后复诊。复诊时,她高兴地说:"我喝药之后,只是每天下午和晚上发烧一会儿,现在精神好了,吃饭也香了。"

这两名患者都是外感后关节疼痛,大家不要轻视关节疼痛的症状,这是人体正气不足的表现。此外,这类患者往往脾胃虚弱,饮食不佳。小柴胡汤的治法非常奥妙,它由两组药组成。柴胡、半夏和黄芩祛邪为主,参、草、枣、姜扶助胃气。柴胡桂枝汤在小柴胡汤基础上加上桂枝和芍药,兼具桂枝汤调和营卫的作用,治疗此类外感发热疗效显著。因此,认识一个方子,了解一个方子,从每一个个案的积累,到下一个个案又是一个新知,我们不断地验证着,不断地重复着,用得越久,对这个方子的了解就越深。正如上一讲中医传承中,我使用理中汤治疗妊娠恶阻时能大胆地预测它的疗效。因此,谁说中医不能实证,谁说中医不能重复?中华民族千百年来所形成的方的文明之约,是中医最独特的价值。

(二)经方之治

经方从创始到现在,逐渐成为方证经验的主流。一个纯熟的方家往往善用经方,巧用经方,广用经方。因此,本章第二个主题为经方之治。

1. 经方

中医学中的"经方"是指东汉医学家张仲景所著《伤寒杂病论》(后世分为《伤寒论》及《金匮要略》二书)所记载之方剂,是相对于宋、元以后出现的时方而言的。《伤寒杂病论》中《伤寒论》载方一百一十三首,《金匮要略》载方二百六十二首,除去重复的,共计二百七十八方,用药一百五十一味。正如《金匮要略心典·徐序》云:"惟仲景则独祖经方而集其大成……惟此两书,真所谓经方之祖。"后世中医学家亦将《伤寒杂病论》称为"活人之书""方书之祖",赞誉张仲景为"医圣",评价经方组方合法,选药精当,用量准确,变化巧妙,疗效卓著,将其特点概括为"普、简、廉、效"。

经方是中华民族的宝贵财富,即使进入 21 世纪,也发挥着不可替代的重要作用。日本对于经方的研究非常重视。众所周知,日本在明治维新后,一跃成为一个发达的亚洲国家,在电子业、制造业等领域都处于世界领先水平。就是这样一个工业和科学研发能力高度发达的国家,却非常重视中华民族的这一宝贵遗产,致力于研究和保护我们的经方,甚至作为国家知识产权进行了保护,经方被研制成很多剂型作为非处方药批准使用,方便民众购买和服用。因此,反思当代的中医教育和中医研究现状,重视方证经验的传承,重视经方的保护和研究,是我们每一个中医学子不可推卸的责任。

2. 经方之治

经方之治,就是回答经方治什么的问题,是我在数十年的经方研究中重点思考的问题。现代医学的经方研究侧重于从药理学解读经方的作用,如实验表明,小柴胡汤具有抗菌抗病毒,解热抗炎,保肝利胆等作用。因此,临床可以治疗感冒、慢性肝炎、慢性胆囊炎等疾病。这是用现代医学的思维方法去研究经方,为经方研究提供了一种思路。然而,仲景并不是针对某种细菌或病毒而研制的小柴胡汤,经方并不是在实验室中形成的。因此,深入了解经方之治,才能把握经方之精髓,从而更好地学习和运用经方。

回答经方治什么的问题,应首先明确证的内涵。教科书中"证"的概念,是对疾病症状规律的高度概括。辨证就是将四诊所收集的资料,通过分析、综合、概括、判断为某种证。我们在谈到中医学的特色时,经常强调辨证论治是中医学的基本特点之一,甚至有些学者认为中医最难的就是辨证,只要辨证准确,治疗就非常简单有效了。辨证虽然是临证施治的一个重要环节,但是,没有方证经验做基础的辨证,不能成为有效治疗的前提和依据。因为,无论是六经辨证,还是八纲辨证,中医的所有辨证都是依靠"方证"来支撑的。中医的经验体系都源于方证经验,没有方证经验做基础,即使辨证准确,治疗也未必有效。例如,不思饮食,大便溏薄,舌淡苔白,脉细弱,是脾气虚弱的临床表现,辨证并不难。然而,治疗脾虚的方子非常多,如何选方用方才是治疗的难点。都是脾气虚弱,不同年龄,不同性别,不同地域以及不同病因的患者,其治疗却大相径庭。因此,中医治疗的关键是在辨证的基础上对方证经验的准确把握。

中医的辨证,无论是八纲辨证,还是六经辨证,其核心都是通过症状规律判断人体的功能状态。对功能状态的认知,是中医辨证的理性根源,是中医有效性及生命力的核心。我通过数十年对证本质的研究,认识到"证"的内涵是人体患病下的功能状态。由于外感或内伤等各种病因,机体的正常功能发生了变异。主证是一组人体功能变异的临床表现,是主要的方证。因此,经方之治,治的就是人体的功能,是对功能状态的一种调整。

何为经方之主证呢?其实,《伤寒杂病论》每一个条文都在探讨这个问题。凡是条文中提到"……主之"就是主证。例如,《金匮要略·妇人妊娠病脉证并治》曰:"妇人妊娠,宜常服当归散主之。"此条文言简意赅,点睛不画龙。虽然只字未提任何症状,但是通过"宜"和"常服",强调了当归散对于孕妇的重要性。东汉末年,社会动荡,战乱频仍,人口死亡率很高,因此,孕妇的社会地位相应提高。何况在当时生产力不发达以及营养状态差的情况下,虽然人口出生率高,但是死亡率也高,因此,保胎就成为人们关注的重点。古代缺乏健康规范的现代医疗卫生体系,妊娠及分娩主要依靠医者提供一些方法,如《金匮要略》中关于妇人病的专门论述有三篇,分别为妇人妊娠病、妇人产后病和妇人杂病,开创了专篇论述妇人病的先河。下面为大家讲述一个当归散的病例。

这位患者也是我刚回山西工作时接诊的。当时患者 30 多岁,因第二次小产在医院住院治疗。患者家境优越,非常渴望成为母亲。然而,由于平素体质虚弱,第一次和第二次妊娠五月时都不幸流产,对于育龄妇女而言,无疑是一个巨大的打击。患者父母邀我为其诊治。只见她情绪低落,食欲不佳,脉象细弱。患者脾胃素虚,我先从脾胃论治,以香砂六君子汤、五味异功散等方药健脾益气,并指导她养成好的饮食习惯。中药调理半年后,患者就有了身孕。她妊娠前三月出现了严重的妊娠恶阻症状,我一直以理中汤等方药与治,症状明显改善。妊娠五月时,她因胎动不安而分外紧张,按照以往的经验,我予当归散治之。当归、芍药、川芎、白术和黄芩五味药,各等分,制成散剂,每日9g 开水送服。服此方至妊娠七月时,患者因为劳累出现阴道出血伴阵发性腹痛等先兆流产的症状,我与妇科专家会诊后,开了一个小量的加味四物汤,嘱其腹痛伴出血等症状消失后,继续服用当归散。患者恒守其法,坚持服至妊娠九月时,顺产一男婴,母子安康。

患者和我从此成为很好的朋友,她把当时购买的很多保胎药送给我,希望我能用于需要的患者,其中有人参、鹿茸、阿胶等,价格不菲。这是一种文化。张仲景在《伤寒论》序言中批评一些医家"企踵权豪,孜孜汲汲,惟名利是务",而不精究方术。"妇人妊娠,宜常服当归散主之。"仲景这个条文是经方之治的一个典型,也是精究方术的典范。因为妇人妊娠最应重视肝脾。肝主藏血,血以养胎;脾主健运,为气血生化之源。若肝血虚而生内热,脾不运而生湿,湿热内阻,则血不养胎,常出现胎动不安。因此,当归散中当归、芍药和川芎,养血和血行血,白术健脾除湿,黄芩清利湿热,合而用之,使血虚得补,湿热可除,而奏养血安胎之效。当归散是张仲景通过漫长的实践,根据妇人妊娠的生理规律而创制的方剂,属经方之治。我常以此方治疗习惯性流产,收验甚多,此外,血虚有热的不孕症亦可用之。

再给大家讲一个故事。患者是武汉的一对夫妻,婚后六年未孕,在北京各大医院遍寻名医,久治未效。听说我善用经方治疗疑难杂病,抱着一线希望,找我诊治。患者经西医各项检查,已排除排卵障碍及输卵管异常等疾病。自诉平素来经时小腹微微绞痛,除此之外,身体未见明显不适。《金匮要略·妇人杂病脉证并治》曰:"妇人腹中诸疾痛,当归芍药散主之。"患者来经时小腹微微绞痛为当归芍药散主证,当然,如果痛经严重则属温经汤证。我当时开了两个方子,当归芍药散和当归散,嘱其平素喝当归芍药散,月经期服用当归散,并嘱咐他们平素养成好的饮食习惯。刚才谈到经方之治,经方治什么?不是西医所治疗的盆腔炎症所致输卵管堵塞,而是女性的功能状态。交替服用当归芍药散和当归散,可使女性气血和,脾胃健,从而有益于孕育胎儿,这就是经方之治。患者规律服药三个月后,顺利怀孕,孕期平稳安度,足月顺产一女,阖家欢喜。去年夏天,我在深圳工作室出诊时,他们夫妻俩带着孩子专程来看望我,表达感激之情。她还有生育的计划,询问我的意见。我鼓励她可以再次尝试怀孕,并嘱咐她服用当归散调养身体。患者后来成功怀孕,于今年顺产一个男婴。

因此,经方的学习和传承不是单纯地背诵和研究条文,而是要实证它,反思它。以当归散为例,仲景把这么好的一个方子写在《金匮要略》妇人篇中,然而,一些医家不会用,或者因方小药廉而轻视它,妇人妊娠时大多使用人参、鹿茸、阿胶或其他大补元气的方药,这就是一种文化使然。我之所以开篇介绍经方家和医经家,就是希望大家了解方证经验才是中医学传承的主体内容,经方之治才是每一个中医学子应该重点掌握的内容。明白了这一点,我们学习中医的方向就是正确的,只要方向对了,我们朝着这个方向努力,就有可能把握经方之精髓,成为一名真正的方家。就当归散而言,通过实证,我发现妇人妊娠,宜常服当归散,而妇人欲妊娠,也宜常服当归散。条文"妇人妊娠,宜常服当归散主之"中的"妊娠"既是名词,也是动词,这是古语的双关性。如果仲景先师听到了,也许会说:"九章,你学得不错。你通过实证把当归散真正掌握了。"这当然是一种演绎,然而,也说明了只有通过不断实证,才能真正掌握经方之治。

当然,广义的经方不单指张仲景的方子,后世在临证中备受推崇的经典方剂也可归属于经方的范畴,如逍遥散。下面列举一个相关病例。

2014年7月,我受邀在上海进行一次学术讲座。有一个咱们中医学院往届的女学生硕士毕业后留在上海工作,也参加了这次讲座。我从上海坐飞机飞回太原时,她去机场送我,期间,向我诉说了她现在的情况。她婚后三年未孕,夫妻双方经检查已排除器质性疾病。我详细地询问了她的症状,她除了平素行经腹痛外,没有明显的不适。我安慰她不要有思想负担,放松心情,然后开了一个逍遥散化裁的方子。逍遥散也是在当归散和当归芍药散的基础上化裁后形成的方子,我在使用逍遥散时一般不用薄荷,情志较好,没有邪热者可以不用。逍遥散其实就是归芍术苓的配伍,这就是张仲景讲的精究方术。我给这个学生开的方子是,当归、白芍、白术、茯苓、牡蛎、元参、浙贝、夏枯草,总共 8 味药。我嘱咐她坚持服用此方,如果腹中疼痛可以配合当归芍药散。三个月后,她托另外一个太原的同学向我转达她的好消息,她已成功怀孕。我亦深感欣慰。

什么是证?"证"是人体患病下的功能状态。人体患病时虽然是一种病理状态,但是"证"的研究不能抛开生理去谈病理。主证既包括患病时人体异常的功能状态,也包括人体本身的正常功能。因此,经方之治,是在人体正常功能基础上,对功能状态的一种调整。《伤寒论》中出现最多的字是什么?是"方"。《伤寒论》中使用频率最高的药是什么?是"草"(炙甘草)。炙甘草顾护胃气,调和诸药。《素问·平人气象论》:"平人之常气禀于胃,胃者,平人之常气也。人无胃气曰逆,逆者死。"胃气是人体正常功能之本,经方中很多方剂和药物都是通过顾护胃气而调整人体功能,从而治愈疾病的。所以,同学们在学习中医时,要从认知上逐渐建构这种正确的思维。当大家走上经方道路,掌握了张仲景留给我们的中医之精华后,临证时开出的方就有底气,用方之后就能取得精准的疗效。当然,对一个方子的理解和掌握,需要通过实践反复验证,从实践中体会方,逐渐积累经验,才能真正了解经方的价值。正如第一讲中医传承中我用理中汤治疗肺炎患者,如果按照教科书辨证论治,肺炎咳嗽通常辨为痰热郁肺证,应该使用清热肃肺、化痰止咳的治法,理中汤似乎没有理论依据。然而,当我们根据病史知道患者为高龄病患,在使用多种抗生素和清热解毒药物,胃气虚弱后,我们就明白理中汤是通过顾护胃气调整人体的功能状态,从而使患者胃气复,精神佳,大病愈。这就是经方之治!

3. 经方广用

经方之治,是对患病时人体异常功能状态的一种调整。人体患病时常见的功能失调可以分为五类,即功能不足态、功能不调态、功能阻滞态、功能衰微态和功能失常态(功能五态将在第五讲中详细论述)。以小柴胡汤为例加以说明。小柴胡汤是治疗功能不调态的代表方剂,"小"字是仲景的妙用之笔。小者,巧也;小者,广也;小者,妙也。张仲景凡是以"小"命名的方子,都是比较好用的,比较广用的,甚至是比较妙用的。《伤寒论》和《金匮要略》两本书中涉及小柴胡汤的条文多达20余条,太阳病、阳明病、少阳病、太阴病、厥阴病以及妇人篇中都有小柴胡汤的主证,充分反映了人体罹患疾病时,功能不调的普遍规律。那么,小柴胡汤治什么? 其组方中除了柴胡、黄芩疏解表邪外,关键的配伍就是参、草、枣、姜,小柴胡汤是通过扶助人体的正气从而调整功能状态。人体的正气中,以胃气为本,所以,《伤寒论》和《金匮要略》中,出现频率最高的药物组合就是参、草、枣、姜。正是由于人体患病时的功能状态具有普遍规律,因此,一首好方子可以广泛使用,治疗多种疾病,即"经方广用"。

中医药的疗效关键在于用方之道,作为一个方家,其正确的用方之道是指处方遣药时要遵循"经方广用,时方时用,己方慎用"的原则。经方是去粗取精,千锤百炼,历经检验而成,其中凝练着最安全有效的药物组合和使用经验。因此,在临证施治时,应根据人体患病时的功能状态,广用经方,调整人体功能失调的状态,促进人体功能恢复正常。时方是不同的时代使用的方剂,具有季节性和地域性的特点,与经方相比使用时间较短。当然,一些临证使用频率很高的经典时方,配伍精当,也可归属于经方的范畴,如逍遥散。己方是医家依据自己的个性经验创制的方剂。一个医家的实践时间是有限的,多者五、六十年,少者三、四十年,常用的方子多则两百个左右,使用的药物也就三百味左右。因此,在有限的时间内,医家的个性经验可能在治疗某些疾病时疗效确切,然而,在更大的范围内是否能经过反复验证呢,还有待进一步研究、商榷和探索。所以,经方广用,时方时用,己方慎用。但是,当今的一些医家在临证时却以个性化的经验为主,不以方证经验为依据,开出的方子多为大处方甚至是超大处方,值得反思。

临证时如何经方广用? 以四逆汤为例加以说明。四逆汤是功能衰微态的代表方剂,由附子、干姜和炙甘草配伍而成,具有回阳救逆的功效。功能衰微态是指大病久病之后,人体功能衰竭到一定程度,阳气微弱。临证如何辨识功能衰微态呢?颜面苍白,四肢厥冷,不欲饮水,脉沉细,是功能衰微态的四大特征。无论是急性病还是慢性病,只有准确把握这四大特征,才能合理使用四逆汤。我曾使用四逆汤治愈胃肠功能严重紊乱的久泻患者,也使用此方治疗一例慢性肾功能不全伴肾萎缩的患者,患者持续服药一个月后复查肾脏 B 超时,惊喜地发现双侧萎缩的肾脏竟有所恢复。张仲景在创制四逆汤时,并没有说此方可以治疗肾萎缩,我也并未用它去治疗肾萎缩,而只是针对患者功能衰微的状态进行调整,却使得萎缩的肾脏有所恢复,充分说明只要准确把握患者的功能状态,熟谙方证经验,一首好方子就可以广泛使用,治疗多种疾病。

　　同学们要成为一个合格的方家,应该在临证中坚持经方广用的原则,把经方之治还原到实践当中,作为中医的传承之本,而不是机械地背诵和记忆经方。同学们在学习经典时,往往被要求全文背诵,然后考试。《伤寒论》的每一条条文都是言简意赅的,例如刚才谈到的当归散和柴胡桂枝汤的条文,很多同学都背诵过,但是由于文化遮盖,大家的认知大多是一种文化的认知和感受,而没有从实践中考证条文的原意。以大柴胡汤为例加以说明。《伤寒论》第 103 条:"太阳病,过经十余日,反二三下之,后四五日,柴胡证仍在者,先与小柴胡汤;呕不止,心下急,郁郁微烦者,为未解也,与大柴胡汤下之则愈。"太阳病十余日后,通过发汗或泻下等驱邪的方法后,患者仍有呕不止、心下急等外邪未解的表现,此时宜用大柴胡汤下之。"下之"不是指泻下,而是指"去之"。因为大柴胡汤中大黄用量并不大,也不后下,泻下攻积作用弱,而祛除邪热作用强。如果泻下则应该运用大承气汤,而不是大柴胡汤。因此,"下之"是指使用大柴胡汤祛除外邪。只有将条文解读到如此细致的程度,才符合张仲景的实践经验。机械地背诵是一种最简单、最奴化的教育方式。《伤寒论》条文中蕴藏着丰富的实践经验,本应通过实证去体悟和掌握的知识,却被强化在机械的记忆中,结果只能是固化思维。所以,一个好老师一般不要求同学们机械地背诵条文,而是通过正确地引导让大家读懂它,理解它,思考它,更重要的是去反复验证它。

　　因此,从中医的大学教育开始,同学们要逐渐建构一种正确的思维和认知。第一讲中医传承和第二讲方家有道,我们共同探讨了中医学术本体和学方用方的知识,为下一讲进入临床工作专论奠定基础。讲座全程我都会为同学们建立一个思路上的引导,并进行思维上的探讨,供大家参考。

三、大病以胃

　　上两讲重点介绍了"中医传承"和"方家有道",旨在帮助同学们建构学习中医学术本体的思维方法。中医药学与中华文化、中华民族质朴的实践是一脉相承的一个整体,不因某一个技术、某一个内容、某一个方或者某一个药而成为独立的理论或学说。从中医药最早的实践到当代中医药走入大学教育与科学研究院,都不能离开中医药的学术本体,这是我一再呼吁的内容,也是实践当中最深的体会。

　　从前面列举的理中汤治疗肺炎高热、妊娠恶阻,旋覆代赭汤治疗顽固性呃逆,柴胡桂枝汤治疗产后发热等案例,我们看到了中医的疗效,感受到中医的价值,同时也应该思考一个问题,即中医治病治什么? 回答这一问题,应该首先了解疾病的共同规律。很多疾病带有普遍性,这一普遍性揭示了人类疾病的共同规律。历代医家从不同的研究角度、不同的实践领域以及不同的医学科属,研究和探索着疾病的共同规律,积累了丰富的经验,取得了宝贵的文明成果,并经过历练形成了行之有效的技术,如针灸等治疗方法和中医经典方药。何谓经典? 经典是经过数百年甚至上千年,人类文明不断地实践、重复、验证、反思逐渐形成的认知。张仲景成为医圣不是汉代,而是后来的事情。《黄帝内经》成为经典,不是当时就是经典,也有过一段历史。现在被称之为经典的著作或方药,都经历了漫长的实践和验证,是被逐渐认可的。从这个意义上讲,中医经典的学习应该成为中医药人才培养的核心要务,也是我们当代中医的己任。

　　《伤寒杂病论》是中医经典著作,张仲景《伤寒论》的 113 方和《金匮要略》的 252 方中,出现频率最高的药物组合是参、草、枣、姜,如小柴胡汤、半夏泻心汤、炙甘草汤和旋覆代赭汤等方剂中都有参、草、枣、姜的配伍,以顾护胃气为主,我称之为仲景四君子。可见,人体患病时的功能状态具有共同规律。疾病最主要的症状都与人的生命息息相关,健康要从这个角度去考察,还原到实践当中,抛开原有数字化、机械化、简单对应的思维，重新去思考中医治病治什么的问题。其实，中医的治疗是以扶正祛邪为主。人体的正气中，以胃气为本，扶助胃气是中医取效的特色之处和有效的途径。因此，今天的主题是中医的优势和特色所在，也是中医学术本体的精华内容，同时也是方家之道的具体体现，应该说是几千年来中医传承的核心内容，题目叫"大病以胃"。

（一）什么是胃气

中医高等教育基本是按照现代科学模式来培养高等中医药人才的。同学们从小学习数学、物理、化学等科学知识，虽然这些人类社会的共同文明，我们都有共同享用的权利，但是，我们在接受教育的过程中受到现代科学思维的影响较多，很容易接受逻辑思维，学习西医时在思维上不会有很大障碍，而学习中医则存在思维障碍。由于之前学习现代科学知识时已经建构了逻辑思维，同学们在学习中医的过程中，不自觉地就会采用"对应的、机械的、数字的"思维方法。正如开篇讲过的六味地黄丸和金匮肾气丸的关系一样。六味地黄丸本来是钱乙先生为了避免小儿用药偏燥，将金匮肾气丸中的附桂去掉，用熟地、泽泻、丹皮、茯苓、山茱萸和山药来补充小儿先天的肾气不足，因此，还是补益肾气的一种观念，一种经验。随着后来的文化繁衍，特别是近代的中医教育，逐渐把六味地黄丸和金匮肾气丸变为一对矛盾。在学习中医辨证的时候，无形中就把阴阳对立，寒热对立，加以数字化、概念化，用现代理念整理和学习。我们对中医学有效的知识使用不乏现代思维的痕迹，这并不为过，现代人肯定要比古代人聪明。但中医药学是一种古老的内含丰富传统文化的文明，一味采用对应的、机械的、数字的思维方法来学习中医，对古人原始经验的理解可能就不那么准确，有些甚至是错误的。

比如，《内经》指出胃气是平人的常气，同学们可能理解为胃气非常重要，脾胃是后天之本，是与"肾为先天之本"的概念相对应的。这又是一种数字化、对应化、机械化的理解，这种理解是不正确的。胃是后天之本，但不针对先天之本而言，胃气也是禀自于先天的。吃是人的本能，与生俱来，是先天的，吃就是胃气的体现。

其实，胃气既有广义概念，也有狭义概念。广义的胃气，用古代语言描述，就是《内经》中的"平人之常气禀于胃"，是指人体禀自于先天的、生生不息的功能；用现代语言描述，则是指人体素有的抵御疾病的一种正气，有胃气就能抵御疾病。"平人之常气禀于胃，胃者，平人之常气也。人无胃气曰逆，逆者死。"《内经》中的这一条文非常重要，我就是靠这一条治好了很多疑难病，靠这一条天天在重复着我的工作，感受到我的价值。也希望大家了解这一条的重要性，这是中医先贤留下的宝贵经验。狭义的胃气，是指现代中医基础理论脏腑学说中的脾胃，泛指消化、吸收食物并转输水谷精微的功能。

那么，如何判断是否有胃气呢？《素问·玉机真脏论》云："脉弱以滑，是有胃气。"这句话非常经典，告诉我们胃气在脉象上的表现。"弱"有"迟"的含义，指脉速平稳、和缓；"滑"是流利，妊娠及痰湿病体质强壮的人容易出现滑脉。滑脉单独出现都是健康脉，一旦有兼夹脉就考虑疾病。滑脉是功能状态强的脉象，是体质好的表现。脉弱以滑，是指脉速平稳、和缓而流利，是有胃气的脉象，是最好的脉象，是一个人物质充盈，身体健康，功能状态正常的表现。可见古人在把握生命信息、了解胃气的时候，注重察脉象，以脉定胃气。经典中的一些条文，只有经过长期的反复的临床实践，体会才深刻。结合临床实践，我们应该在诊治疾病过程当中加以体察。

（二）什么是大病以胃

大病以胃，"大"不是单纯针对"小"而言的，它有一点抽象，是广义的、带有文化概括的概念。"大"既是指疾病的病程，又指症状、病情、预后等。因此，"大病"既包括病程长之久病，也包括症状复杂、病情危重、预后不良的一些疾病。也可以说除了一些时令病、急性病之外，都可以归属于"大病"的范畴。

"大病以胃"是中医的一个特殊认知。《素问·平人气象论》曰："平人之常气禀于胃，胃者，平人之常气也。人无胃气曰逆，逆者死。"何为常气？就是健康、正常的意思。平人之常气禀于胃，是指人体之所以能够维持健康，皆源于胃。"人无胃气曰逆，逆者死。"逆，是针对疾病的病情而言，是指病情较重，不好治。这句话不是说无胃气就马上死，而是指无胃气也不去扶助它，甚至再去伤胃气的话，就会导致患者死亡。只有扶助胃气，使其恢复正常功能状态，人才有可能救治过来,疾病就有可能慢慢痊愈。回顾第一讲中医传承中肺炎高热的案例,可以充分说明"人无胃气曰逆,逆者死"以及大病扶助胃气的重要性。

张某,女,85岁。以高热一周入院,经西医各项检查,确诊为肺炎。实验室检查:血沉60mm/h,白细胞分类单核偏高,白蛋白偏低。经静脉点滴头孢哌酮钠舒巴坦钠、莫西沙星、痰热清和泮托拉唑后,效差,仍发热,且泻下数次,腹胀不食,下肢水肿。曾用激素,短期退热后,次日复发高热。入院后病情一直加重,医院遂下病危书。患者家属邀余会诊,诊见:精神不振,呼吸急促,体温38.5℃,咳嗽有痰鸣音,自诉纳差、恶心。舌红少苔,脉细数。处方如下:

一号治胃方:干姜4g,小红参5g,白术6g,姜半夏4g,炙甘草3g。

二号治肺方:射干5g,紫菀9g,款冬花9g,干姜5g,五味子5g,麻黄5g,姜半夏6g,浙贝5g,炙甘草4g。

上方各五剂,一号治胃的方子服用时频频饮之,二号治肺方早晚各服一次。处方开药后,我又叮嘱患者吃点流食,喝米汤。

患者药后精神转佳,体温平稳下降,三日后体温正常,一周后痊愈出院。

该患者肺部感染,持续发热,由于年事已高,在使用多种抗生素和清热解毒药物后,导致胃气衰弱,机体能量代谢功能低下,发热不但没有缓解,反而出现精神萎靡、呼吸急促等危症。此时,不可再用抗生素或苦寒药物损伤胃气,而应"大病以胃"。患者虽然使用的是联合方组,但此二方中理中汤与治是本,射干麻黄汤才能有效。大病以胃,实证得道。

因此,大病以胃是指慢性病、疑难病及危重病的治疗过程中,应时刻注意顾护患者的胃气,通过扶助胃气,调整自身功能,使机体恢复正常的功能状态,从而治愈疾病。

(三)大病以胃的典型病案

中医诊病诊什么? 中医治病治什么? 这是当代中医,特别是传承中医经典内容的后世中医人才要认真思考的问题。如果秉持一种数字化、机械化、简单对应的思维,将具体的知识点在临证时一一对应,可能费时费力却疗效不显,而学好方剂,重视方道,了解中医的优势和特色所在,诊治疾病时着眼于患者的功能状态而不是针对疾病的病理性质,临证运用理中汤时,就不会因为它"热"而感到困惑。"大病以胃",并不是我首创的,而是业已存在于中医药诊治疾病的理念之中,是中医药传承几千年形成的优势,也是中医生命力最耀眼的部分。这么多年来,我的临床实践验证它(大病以胃)的故事太多。

下面列举一些典型病案,为大家剖析中医治病治什么,以利于大家更好地理解"大病以胃"。

1. 肺癌

周某,男,30 岁。该患者是我治疗过的最年轻的肺癌患者。他是一位年轻的企业家,在北京 301 医院住院治疗,化疗的第二个疗程就无法坚持了,脱发、恶心、呕吐以及腹泻等化疗副作用使他苦不堪言,食欲特别差,几乎没有吃饭的能力。尽管现代医学也有很多对症治疗的药物,但是食欲并未改善,身体羸弱,无法再继续化疗。患者经人介绍找我诊治,当时他已停了一段化疗药,胃气稍好转,我给他开了个理中汤原方:小红参 5g,白术 9g,炙甘草 6g,干姜 5g,水煎服。嘱其每天喝一次,2 日 1 剂。我告诉他,这是平时吃的方子,等下次化疗时再给他开个方子。一周后,他准备再次去北京化疗,我在前方的基础上加了姜半夏 6g,开成免煎颗粒,嘱其每日少量频频饮服。他在第三、第四和第五次化疗期间坚持服用这个方子,他说服药后,化疗期间痛苦大大减轻,而且不影响吃饭,他的胃气一直得到了中药的呵护,化疗后康复的不错。化疗期间他的胃气受到损伤,机体功能状态差,如果用药量太大的话,不仅难以吸收,而且容易加重机体的负担,故给药方法为少量频频饮服。在临床实践中我体会到,大病一定要小治、巧治。后来,有一次他到山西中医学院第三中医院门诊复诊,他对我说:"门教授,你真该报专利,这个方子我吃了好,我给我同病房的人吃了,大家都说好,都很有效!"我说:"那不是我的方子,也不是我的专利,那是张仲景的专利。"

理中汤不是我的方子,是张仲景的方子,是《伤寒论》中的一首常用方。《伤寒论》第 386 条:"霍乱,头痛发热,身疼痛,热多欲饮水者,五苓散主之,寒多不用水者,理中丸主之。"第 396 条:"大病差后,喜唾,久不了了,胸上有寒,当以丸药温之,宜理中丸。"需要注意的是,临证运用经方必须与条文准确对应吗? 显然不是。如果过分强调对应,过分机械地理解条文,则容易局限思维,影响经方的广泛运用。第一讲中介绍的妊娠恶阻患者,我用的也是理中汤。大家可能感觉到前面我对什么是"大病"交代的不是很清晰,其实我也交代不清晰,就像什么是大学一样,谁也难以交代清晰。什么是大病,姑且不下具体定义,随着越来越多的临床实践体会,我们会逐渐认识它,理解"大病以胃"的价值。

2. 肠道菌群失调症

患者,女,80岁。患者因慢阻肺合并重症肺部感染在深圳福田区中医院呼吸科住院治疗。由于治疗中大量使用抗生素,导致腹泻,现代医学认为是肠道菌群失调症。西医治疗效果不佳,故邀我会诊。诊见:腹泻,动则加重,伴里急后重,脉数。我给予小剂量黄芩汤治疗,黄芩 6g,生白芍 9g,炙甘草 6g,红枣 2 枚,1 剂,水煎服,嘱其早午晚各服一次。腹泻止,则次日改服理中汤。《金匮要略·脏腑经络先后病脉证》篇曰:"夫病痼疾加以卒病,当先治其卒病,后乃治其痼疾也。"治病有度,有邪者先祛邪,后扶正。该患者使用大剂量抗生素治疗肺部感染,导致肠道菌群失调,出现腹泻伴里急后重。其脉数,中医考虑有些湿热,但邪热不多,故小剂量黄芩汤一剂,分三次服。第二天晨起患者腹泻基本消失,便以理中汤重建胃气。老年人的肺病,我特别注重脾胃,服药方法仍为少量频服,不能求速效。

泄泻一证,起病急,病程短者为暴泻;起病慢,病程长,迁延日久者为久泻。暴泻多实,久泻多虚。该患者使用大剂量抗生素导致肠道菌群失调,骤发腹泻,属湿热之暴泻,以黄芩汤清利湿热,中病即止。而久泻多虚,治疗时需针对患者的功能状态加以调整。我昨天下午给山西省中医研究所优才班讲课期间,一位基层医生向我咨询。他说他们县长因久泻不愈、消瘦在北京和上海各大医院求治,遍寻名医,收效甚微。他曾给患者开过理中汤、参苓白术散和四神丸等方药,不论是健脾除湿还是温肾固涩,皆无功而返。止泻的方子都用了,为何无效?这是因为他依然是按照阴阳寒热虚实辨证,依然是一种数字化、机械化、简单对应的思维,用科学的机器装配一套中医的武器。西医是一支先进的步枪,中医是一把传统的弓箭,步枪的枪膛里装着塑料、木头,肯定打不出去,得装子弹才行。同样,弓箭不能用高科技武器发射出去,得搭着木箭,带着翎毛,才能稳当地射出去,所以文化和经验得有相符性。患者久泻不愈,形体消瘦,精神萎靡,此为功能衰竭态。于是,我告诉他使用四逆汤,制附子6g,干姜4g,炙甘草4g,水煎服,1日1剂,频频饮服。他问,服用此方大概多长时间能痊愈。我说,没见患者不好预见,就症状和状态来说,忌暴饮暴食,少食生冷,月余可愈。

3. 不明原因发热

不明原因发热(fever of unknown origin,简称FUO)的病因诊断是一个世界性难题,有近10%的FUO病例始终不能明确病因。FUO有准确的定义,其包含3个要点:①发热时间持续≥2周;②体温多次>38.5℃;③经完整的病史询问、体格检查和常规实验室检查后仍不能确诊。由于病因不明,临床大多只能是对症与支持治疗,患者往往迁延不愈,缠绵棘手。

杜某,女,45岁,因发热10余日就诊。患者在西医院住院治疗,静点青霉素和喜炎平,口服清热通腑类中药汤剂,仍高热不退。右侧颈部多发淋巴结肿大。血常规:白细胞$3.4×10^9$/L,淋巴细胞偏高。医院给她做了淋巴结穿刺,血培养等,发烧原因仍然没有明确,患者心理压力很大。患者的母亲是我的一位老患者,与我早已熟识,于是来找我治疗。患者自觉身热,恶寒,头痛,少汗,脉数。处方:柴胡桂枝汤。柴胡12g,姜半夏9g,黄芩9g,桂枝6g,生白芍9g,炙甘草6g,生姜9g,大枣10g。免煎颗粒7剂,开水冲服,1日1剂,分早晚温服。并嘱其热饮新鲜橘子汁或橙子汁。建议查PPD和血沉。

二诊:患者自诉服上方1剂后高热即退,仍头晕,脉偏数。舌质稍黯,苔微黄厚少津。PPD(一),血沉75mm/h,处方:小柴胡汤加味。柴胡6g,姜半夏9g,黄芩6g,党参9g,炒白术9g,茯苓12g,炙甘草6g,牡蛎15g,玄参12g,浙贝9g,夏枯草30g,生姜9g,大枣10g。免煎颗粒14剂,开水冲服,2日1剂,每晚饭前温服。

三诊:头晕好转,背部酸困,血沉25mm/h。检查发现右侧甲状腺多发性囊实性结节,诊断为:甲状腺功能减退症。西医给予口服优甲乐治疗。处方:小柴胡汤加味。柴胡6g,姜半夏9g,黄芩6g,党参12g,炒白术12g,茯苓15g,牡蛎15g,玄参12g,浙贝9g,夏枯草30g,生姜9g,大枣10g,苏子9g,冬花9g,炙甘草6g。免煎颗粒10剂,开水冲服,2日1剂,每晚饭前温服。并嘱其注意休息和营养。

之后患者一直用小柴胡汤加牡蛎、玄参、浙贝、夏枯草为基础方调理,患者基本没有明显不适。

中医用热药退热,这也是中医的特色体现,该患者的这种功能状态及体质正是中医能调整的,柴胡桂枝汤了不起啊!

以仲景为代表的古代医家给我们留下了真实而宝贵的方证经验,虽然《伤寒杂病论》对疾病的认识简单而质朴,但是,古人对人体功能的深刻了解却作为经典传承下来。还原到古代环境和诊治经验来理解,仲景辨证专注于一个要素,我称之为经典辨证,即"辨正邪"。《伤寒论》第 51 条:"脉浮者,病在表,可发汗,宜麻黄汤。"第 94 条:"太阳病未解,脉阴阳俱停,必先振栗汗出而解。但阳脉微者,先汗出而解;但阴脉微者,下之而解。若欲下之,宜调胃承气汤。"从这些条文可以看出,体质强者外感后可以通过"汗之"或"下之"祛除外邪,而体质偏弱者汗之或下之后变生他证者,宜扶助正气,如第 91 条:"伤寒,医下之,续得下利清谷不止,身疼痛者,急当救里……救里,宜四逆汤。"下之后下利清谷不止,需用四逆汤回阳救逆。而如果患者脾胃素虚,外感后以吐利为主,则可用理中丸治之,如第 386 条:"霍乱,头痛发热,身疼痛,热多欲饮水者,五苓散主之,寒多不用水者,理中丸主之。"根据第 383 条:"问曰:病发热,头痛,身疼,恶寒,吐利者,此属何病?答曰:此名霍乱。"可以看出,霍乱类似于现代医学的胃肠型感冒。由此可知,仲景辨正邪,"正"是对人体功能状态的判断和辨别。

人类对疾病的早期认识,不是现代中医的理法方药体系,而是在天命论影响下的鬼神治病说,通过祝由治疗疾病。信仰鬼神古已有之,"邪"本身也带有此义,邪是看不见的东西,不管是风还是寒都属于邪。为什么叫伤寒?寒就是邪的一个代表,和生活实际相结合,寒冷就是邪,这种邪气是外来的。《金匮要略·脏腑经络先后病脉证》曰:"若五脏元真通畅,人即安和。客气邪风,中人多死。"这句话可谓经典中之经典。客气邪风,不同于正常的六气,是一种少见的外来邪气,致病性强,危害性大,人体一般不易抵抗,如 SARS 冠状病毒就属于中医的客气邪风。张仲景观察到客气邪风侵犯人体后,病情危重,不易治愈,他总结实践中的有效经验并留给后人,如麻黄汤证、大青龙汤证,都是针对强烈的外感外因调治的,这个贡献在人类历史上都是可圈可点的。在现代科学系统化、规范化、数字化思维主导下,许多经典内容原有的生命力被束之高阁,我们后世继承者没有广泛使用它。如古代治疟疾,皆用解表之法,现在基本上是西医思维,杀灭疟原虫以控制疟疾发作。特别是金鸡纳霜(奎宁)传入中国,治愈了康熙皇帝的疟疾,康熙皇帝不信中医,认为中医无效了。其实不然,他还是没遇到能开中医方子的高手,像疟疾这样的病,中药照样能解。大家了解疾病,认识疾病的文化知识是够用的,现在更重要的是要提炼出中医的精华部分。中医生命力最有价值的部分和治病到底治什么,是我们应该思考和回答的问题。

小柴胡汤是扶正祛邪的代表方,方中柴胡解表祛邪,黄芩清热祛邪,半夏和胃降逆化痰,既祛邪又和胃。外感重则柴胡量大些,痰湿重则半夏多一点,湿热重则稍加黄芩量。而小柴胡汤的关键配伍是参、草、枣、姜,我命名为仲景四君子,健脾扶正。小柴胡汤的临床应用非常广泛,《伤寒论》和《金匮要略》两本书中涉及此方的条文多达20余条,充分说明正气不足是人体罹患疾病时的普遍状态。而人体的正气不足主要是指胃气不足,包括自然禀赋和良好的生活习惯等能够抵御疾病的人体功能出现了问题。现实生活中,几乎所有人都存在着脾胃不足的问题,即使饮食再讲究,级别再高,也总有失误的地方,几乎所有人都有过腹泻和胃口不舒服的时候。人体每天的营养主要靠脾胃来完成,因此,治病时自始至终都要把握人体的胃气。很多患者说喝完我的药后感觉很轻松很舒服,即便失眠的患者睡眠没有立即改善,更年期综合征的患者症状没有马上消失,但是治疗的第一步达到了,重建了人体的基础、根本——胃气。

患病之后,我们往往会过度考虑"病",并进行一系列相关检测,以明确疾病的病理性质,这是现代医学的思维方式。然而,中医对病的认识和现代医学不完全一致,诊治疾病的程序亦不相同。虽然中医的病和现代医学的病有所联系,但是,中医更多强调的是人的主诉症状,头痛、咳嗽、哮喘、腹痛等就是中医的病。在临床实践中,这些病的症状规律不断重复,医者在治疗过程中逐渐积累相应的方证经验,由此再反过来认识疾病。以头痛为例加以说明。使用半夏白术天麻汤等燥湿化痰的方药治愈头痛,就辨证为痰浊头痛;运用天麻钩藤饮等平肝潜阳的方药治愈头痛,则辨证为肝阳头痛;用麻黄汤或桂枝汤治愈头痛,则辨证为外感头痛。医者通过对头痛症状规律的长期观察,尝试运用相应的方药进行治疗,一旦治愈则总结相关方证经验,并辨为某证,从而形成对头痛的病因、发病机制和辨证的系统认识,这就是中医对病的认识过程。西医不是这套程序,西医寻找引发头痛的主要因素和次要因素,然后针对不同的病因进行治疗。比如,流感病毒导致的急性感染发热头痛,就针对病毒进行抗病毒治疗;高血压脑病引起的急性头痛,则应及时降血压、降颅压;鼻窦炎引发的头痛,则要针对鼻窦炎进行治疗。中医和西医治疗的角度不一样,殊途同归,各有各的治法,这就是人类医学的丰富性。随着自然科学的不断进步,人类医学也在进步,发展到了现在如此高的境地。但是,就医学主体来讲依然处于经验时代,这个经验时代就像人类社会文明进程一样,还有更长的历程。因此,中医药学的生命力也会有更长的历程。所以,我们要坚定自己的专业信念,把中医药学继承好,并发扬光大,我们的责任和义务很重要,还有更多的路要走。

同学们学习和传承中医,不要机械地背诵条文,应付考试。大学期间应该尽量多学点专业知识和做人的知识,考试是一时的,不要用一生的时间去考试,真正做人的知识和专业知识是一生的,而且要用一生去实践和学习它,别把两者掉了个,日常的学习要比应战考试重要,要养成一个学习的习惯远比应试教育重要得多。

4. 肾萎缩

张某,男,55岁,2014年12月22日初诊。患者有慢性肾功能不全伴双肾萎缩病史4年,慢性腹泻病史十年,曾先后在北京多家大医院检查诊治,收效甚微。经人介绍找我就诊时,因长期重症泄泻导致体重不足70斤(35kg),颜面苍白,不欲饮水,恶寒,厌食,倦怠乏力,四肢厥冷,舌淡苔白,脉沉细。贫血,血压偏低,血肌酐134μmol/L,尿酸504μmol/L,尿微量白蛋白59mg/L。B超示:双肾弥漫性病变,右肾大小:8.8cm×3.8cm,左肾:7.7cm×4.1cm。此为功能衰竭态,处方:四逆汤,制附子6g,干姜4g,炙甘草4g。免煎颗粒10剂,1日1剂,水冲服。

二诊:患者欣喜告知大便已成形,精神和饮食好转,恶寒缓解,中药的疗效使他增强了战胜疾病的信心。舌淡苔白,脉沉细。处方如下:

一号方,附子汤加味:制附子6g,生白芍12g,党参9g,炒白术9g,茯苓12g,芡实9g。

二号方，四逆汤：制附子 6g，干姜 4g，炙甘草 4g。

以上两方各 10 剂，颗粒剂冲服，早晚交替服用，早上服附子汤半剂，晚上服四逆汤半剂。

三诊：精神和食欲较前明显好转，体重较前增加，恶寒、不欲饮水改善，大便成形，日 1 次。舌淡苔白，脉沉细。处方：附子汤加味，制附子 5g，生白芍 12g，党参 9g，炒白术 9g，茯苓 12g，芡实 6g，怀牛膝 9g。免煎颗粒 10 剂，2 日 1 剂，水冲服。

之后患者用附子汤、四逆汤为基础方调治，服药近 3 个月时，复查 B 超：双肾弥漫性病变，右肾：9.3cm×4.5cm，左肾：8.6cm×4.5cm。双侧萎缩的肾脏竟有所恢复，患者及其家属无不感叹中医的神奇疗效！

该患者患病时间较长，曾先后在北京多家大医院检查诊治，治疗过程较复杂，如果我们从头到尾地询问病情，生怕漏掉一点细节，那就需要很长时间。这时就需要抓住主要矛盾、主要特象。初诊时患者说了两个症状，一是厌食，长期不想吃饭，另一个是泄泻。这两个症状提示我们患者胃气微弱，而医者在以往的治疗过程中没有注重顾护胃气。大病以胃，而扶助胃气的方子很多，如理中汤和四逆汤，用哪一首更合适呢？经过仔细斟酌，我最终决定使用四逆汤。四逆汤与理中汤的差别在哪里？理中汤以中焦脾胃虚寒为主，四逆汤多了一条"逆"。何为"逆"？逆，一般解释为四肢厥逆，这也是四逆汤名字之由来。然而，从"人无胃气曰逆，逆者死"中可知，"逆"的实质是胃气逆也，从程度而言，也提示病情较重。因此，我毫不犹豫处以四逆汤。开了方子，我还特意告诉患者这是医圣张仲景的经方四逆汤，让他记住这个方子。我为什么这样做？因为这是一个只有三味药的方子，患者协和医院都去过了，又好不容易才挂上我的号，而我开的药只有三味，量又小，患者心里可能会不踏实，认为我敷衍或者不认真，所以，此时要向患者解释清楚。二诊时患者大便已成形，精神和饮食好转，中药的疗效使他增强了战胜疾病的信心，我也非常欣慰。之后患者用附子汤、四逆汤为基础方调治，服药近 3 个月时，复查 B 超双侧萎缩的肾脏竟有所恢复，患者及其家属无不感叹中医的神奇疗效！

《门纯德中医临证要录》的附录"名方广用"中四逆汤临床应用中也有一个肾萎缩的病例，是我整理的父亲的病例。患者找我父亲看病时,我在场跟师学习,全程见证了患者的诊治过程。

这个患者姓赵,女,28岁,已婚八年未孕,血压常持续于190/120mmHg左右。石家庄、北京等数家医院均先后诊断为"右肾动脉狭窄,右肾萎缩,右肾衰竭,肾性高血压"。后经人介绍找我父亲治疗。她爱人在大同当兵,用自行车把她驮去的。当时患者状态很差,颜面苍白,手足逆冷,不欲饮水,腰部酸困,下肢浮肿,头目眩晕,走路不稳,月经延迟,量少色黯,舌淡苔白,脉象沉细。处方:四逆汤、当归四逆汤,各2剂,两方交替服用。当时我父亲对患者说:"我给你升压呀!"他所说的"升压"是一种反语,是针对机械化、数字化、对应化认知的反思,实则他用四逆汤和当归四逆汤是针对患者衰微的功能状态,增强患者的功能,反而可以使升高的血压降下来。服药后患者精神转好,四肢渐温,患者甚是高兴,喜形于色,遂来复诊,查血压150/90mmHg,脉仍沉细。处方:附子汤、白术附子汤,两方交替服用。再服两轮后,血压已经正常,患者已能自行来诊。之后仍以兴阳温经,益气养荣方药间断调治,先后服药80余剂,诸症消失。当时患者找我父亲看病不是看肾萎缩,主要是想改善改善症状。后经石家庄、北京等几所医院复查,右肾萎缩恢复2/3,肾功能恢复正常,血压正常。两年后,给我父亲来信告知,已顺产一女婴,母女健康,信中还附有孩子的照片。

四逆汤治肾萎缩吗?张仲景在创制四逆汤时,并没有说此方可以治疗肾萎缩,我和父亲也并未用它去治疗肾萎缩,而只是针对患者功能衰微的状态进行调整,却使得萎缩的肾脏有所恢复。有人研究四逆汤可以改善微循环,这是可能的。我认为四逆汤对人体的作用,首先是附子振奋元阳,兴肾阳;干姜、炙甘草直接针对胃中之寒邪,是健胃之要药,也是胃气之杰作。几年前,我也曾治疗过另外一个肾萎缩患者,他是太原联通公司的一个基层领导。我的哥哥在大同也治疗过一例肾萎缩,用的都是四逆汤、附子汤类兴阳温运的方子,效果都非常好。

这个患者服用的四逆汤颗粒剂,10付药33.7元,价格不贵,疗效却非常好,患者内心的那种感受,不言而喻。谁在承传中医?谁让中医有了生命力?是信任我们的患者吃药后得到了疗效,而更加信任着我们,让我们传承着中医。

通过上述案例,我们不难发现,很多疾病都有共同的病机。究其原因,都是由于人们长期不注重脾胃,长期不良的饮食习惯或生活方式损伤了胃气。医生要观察入微,才能了解疾病的证和因。单靠书本学习,是无法传承中医的。中医的生命还在于实践,在于它的有效性和可重复性。四逆汤、理中汤、香砂六君子汤、附子汤、小柴胡汤等都是我临床上常用的方子,有时一天用好几次,不断重复着。一个好的方子就要这么重复,成百上千次的使用,才能不断总结方证经验,成为一名合格的方家。

5. 肝硬化

侯某,男,48 岁。酒精性肝硬化 3 年余,失代偿期。患者长期饮酒抽烟 20 余年,日平均饮酒半斤到一斤,抽烟 1~2 包/日。他曾多次住院治疗,经济拮据,后经人介绍找我诊治。诊见:面色晦暗,纳差,食后腹胀,恶寒,腹泻,间断黑便,腹部膨隆(腹水),双下肢水肿。白蛋白 26g/L,血小板 70×10^9/L。舌淡体胖大苔白腻,脉沉弦细。在整个治疗过程中,主要处方如下:

一方:四逆汤,制附子 6g,干姜 4g,炙甘草 4g;

二方:胃苓汤,苍术 6g,厚朴 6g,陈皮 6g,车前子 6g,猪苓 6g,炒白术 12g,茯苓 15g,泽泻 6g,桂枝 6g,炙甘草 6g;

三方:香砂六君子汤,木香 6g,砂仁 6g,陈皮 6g,姜半夏 6g,党参 9g,炒白术 12g,茯苓 15g,炙甘草 6g,生姜 3 片,大枣 4 枚;

四方:真武汤,制附子 6g,茯苓 12g,炒白术 9g,生白芍 9g,生姜 9g。

以上四方,根据病人的不同情况或其中两方交替服用,或三方交替服用。

患者每次服药后症状都好转,腹水逐渐减少,前后调治近 3 年,但由于患者在治疗期间仍没有戒酒,一次大量饮酒后,病情加重,肝功能衰竭,最终不幸离世。

该患者是一个重症病人,也属于我谈的"大病"。他长期大量饮酒,生活习惯很不好,喝了酒就不吃饭,由早期的酒精性肝病逐渐发展成为肝硬化失代偿期,大量腹水形成。患者曾多次住院治疗,经济条件比较困难。找我诊治的时候,基本看不起病了,蛋白也输不起了,自己对生的希望也不大了。我也能感受到他找我看病的目的,就是改善一下症状,减轻痛苦。大病以胃,我的治疗思路依然是倚重胃气,依靠人体尚存的一点胃气使他逐渐建立起自己抵抗疾病的功能。我的主要用方有胃苓汤、四逆汤、香砂六君子汤和真武汤,方方不离胃气。开方之后,我还嘱咐他爱人给他做有营养的饭,多少能够合成一些蛋白,提高体能。这个患者服药之后,腹水明显消退,从大肚子变成中肚、平软肚,精神状态良好。他经济拮据,我的方子价格便宜,支撑着他平稳度过了三年。但是,由于性格原因,这个患者在三年治疗期间未曾停酒,在我治疗的过程中,上消化道出血两次。我每次诊病时尽量动之以情,劝他一定要为了爱人和孩子活着,并给他定量每天喝一小盅酒。尽管他对我很尊重,但他很爱喝酒,每次都超量。甚至有一次参加宴席,还饮了不少的酒。后来病情逐渐加重,出现肝功能衰竭。他的女儿今年高考,我们之间有一个约定,那就是一定要坚持到他女儿高考完。靠着他坚强的意志,最终实现了我们的约定。她女儿高考结束那天,他离开了人间,临终前他嘱托爱人转达对我的谢意。可见,在生命面前,医生的治疗虽然重要,但患者的意念更重要,他能坚持到女儿高考完主要靠意念的支撑。医者有时候会感到很遗憾,患者的认知问题、文化问题我们解决不了,他如果依从性好,生命应该能更长一些。

再讲一个肝硬化腹水的病例。张某,女,58 岁,肝硬化失代偿期。患者初次来诊时腹水特别多,蛋白很低,家庭经济条件也差,也是希望找我用中药缓解症状,减轻痛苦。我开的也是附子汤、胃苓汤、香砂六君子汤、理中汤等方药,依然是通过扶助胃气来治疗疾病。患者服药后,蛋白有所恢复,腹水逐渐减少,之后停服利尿药,仅用中药控制病情,病情平稳。患者上次来诊时腹部平坦,看上去和正常人一样。可见,中医治疗肝硬化并不是消除肝硬化的病因,也没有针对肝脏增生的纤维结缔组织,而是着眼于患者的功能状态,通过扶助胃气来改善症状,延长生命。

6. 胸痹

尹某,男,50 岁,2016 年 4 月 16 日初诊。患者胸憋、胸闷不适三年余,呈间断性发作,最近半年发作三次,曾就诊于北京多家医院,未发现心脏器质性病变。后求诊于中医,多次服用中药,但自诉中药方子药味多量大,服后胃脘不适。听说我的方子药少量小,疗效不错,故前来就诊。诊见:疲乏,劳累后容易发作胸闷,舌淡红苔白,脉细。我以理中加味与治。处方:人参 6g,干姜 5g,白术 9g,炙甘草 6g,苏子

6g，冬花 6g。10 剂，水煎服，1 日 1 剂。

2016 年 4 月 25 日，患者电话回复，胸闷大减。效不更方，嘱原方再服 10 剂缓调收功。

此属中医胸痹证。张仲景在《金匮要略》正式提出"胸痹"的名称，并进行了专门的论述。《金匮要略·胸痹心痛短气病脉证治》："胸痹，心中痞气，气结在胸、胸满，胁下逆抢心，枳实薤白桂枝汤主之；人参汤亦主之。"功能阻滞之胸痹，用枳实薤白桂枝汤治疗；功能虚衰之胸痹，则选用人参汤（理中汤）治之。患者病程长，久病多虚，故选用理中汤加味扶助胃气，治疗胸痹。

《名方广用》中曾记载理中汤治疗胸痹的一个典型病例。刘某，男，50 岁，每受凉、劳累后则恶寒、心悸、胸闷、气短、神疲、嗜卧，面色㿠白，脉迟弱且常有结象。医院诊断为"冠心病"，冠状动脉供血不足。常以小红参 6g，干姜 6g，白术 10g，炙甘草 6g，阿胶 10g（烊化），附子 6g 治之，屡用屡效。这位患者是父亲的好友，现已 82 岁，身体健康，常忆先生之方道。大病以胃，经方之妙！

7. 胰腺癌

冯某，女，43 岁，2016 年 4 月 18 日初诊。患者罹患 2 型糖尿病 28 年，平素用胰岛素控制血糖，但血糖控制较差。2015 年 1 月 20 日突发胃痛，曾行相关检查，于 2016 年确诊为胰腺癌（腺鳞癌），行胰腺手术。因术后精神、饮食不佳，故来诊。患者精神萎靡，极度虚弱，由其兄长背入诊室。刻诊：面色萎黄，气短懒言，消瘦，食欲不振，口苦，大便干结，需用开塞露排便。舌体胖大质黯苔白，脉细如丝。处方：理中汤加味。方药：人参 6g，干姜 5g，炒白术 9g，姜半夏 9g，苏子 9g，款冬花 9g，炙甘草 6g。10 剂，水煎服，2 日 1 剂，晚饭前温服。

2016 年 5 月 5 日二诊：患者服上方后精神较前明显好转，左侧腹部憋胀，不能饮食，恶寒，大便干结，仍需用开塞露排便。全身窜痛，活动后喘。舌体胖大质黯苔白，脉沉细。处方：香砂六君子加味。方药：木香 4g，砂仁 5g，姜半夏 9g，陈皮 4g，党参 6g，炒白术 6g，茯苓 9g，干姜 4g，枳实 6g，厚朴 4g，苏子 9g，麻仁 6g，炙甘草 4g，大枣 4 枚。10 剂，水煎服，2 日 1 剂，早晚饭前温服。

2016 年 5 月 19 日三诊：患者服上方后饮食明显好转，精神转佳，更换了新发型，自行步入诊室，神态轻松，和初诊时判若两人。自诉轻微腹痛,恶寒,大便干结。舌淡红苔白滑,脉细。处方:香砂六君子加味。方药:木香6g,砂仁6g,姜半夏6g,陈皮6g,党参9g,炒白术9g,茯苓12g,干姜5g,枳实5g,厚朴5g,苏子9g,款冬花9g,炙甘草6g,大枣4枚。15剂,水煎服,2日1剂,晚饭前温服。

胰腺癌主要表现为黄疸、消瘦、腹痛、乏力以及食欲不振等消化道症状。由于胰腺质软,无纤维包膜,有炎症时就会疼痛比较敏感,为顽固性的上腹部疼痛,疼痛放射到腰背部,在腹部触诊的时候会出现前后贯穿痛,早期炎症未能及时发现,后由于诸多因素影响发展为癌症。少数患者起病的最初表现为糖尿病的症状,即在胰腺癌的症状出现之前,先患糖尿病,以致伴随着的消瘦和体重下降被误认为是糖尿病的表现,而不去考虑胰腺癌,或原来长期患糖尿病的患者近来病情加重,或原来长期能控制病情的治疗措施变成无效,后又发生胰腺癌。或是由于胃痛等消化道症状比较严重而以胃痛治疗,而没有考虑胰腺癌。胰腺癌从胰腺炎症到后期癌症整个病程短,病情发展快,迅速恶化,预后较差。依据经验可以早期发现,不必拘泥于指标,果断采取治疗措施,以免贻误病情。中医治疗上以"大病治胃"的理念,人有胃气则生,无胃气则死。因此,我常先以理中汤顾护胃气,重建患者的脾胃功能,佐以精神疏导,唤醒病人,饮食调摄等治疗。待胃气逐渐恢复,再以香砂六君子健脾除湿治疗,全程注重胃气的构建。

该患者为胰腺癌病人,第一次就诊时状态极差,精神萎靡,体力虚衰,脉细如丝,由其兄长背入诊室。我全程以理中汤及香砂六君子汤顾护胃气,疗效显著。患者最近一次就诊时,食欲恢复,精神转佳,更换新发型后与初诊时判若两人,宛若新生,足见顾护胃气的重要性。

8. 重症腹泻

赖某,女,22岁,2014年6月3日首诊。主因"腹泻不止,消瘦乏力1年余"就诊于深圳市福田区中医院。患者于1年前因长期高强度的工作负荷与精神压力出现腹泻,每日甚至多达10次。在北京及深圳多家医院治疗,行胃肠镜示无明显器质性病变,诊断为"胃肠功能紊乱,严重营养不良,电解质紊乱",给予中西医多种治疗后疗效不显,症状逐渐加重,脸色蜡黄,骨瘦如柴,完谷不化,滴水不进,仅靠输注营养液维持生命,就诊时体重仅21kg,见者无不触目惊心。患者整日嗜睡,食欲极差,畏寒蜷卧,四肢扪之冰冷,但自觉手足心发热,心胸烦热,眼眶深陷,极度虚弱。此患者功能已近衰竭,我予小剂量四逆汤以回阳固脱,处方:制附子4g,干姜3g,炙甘草3g,嘱患者少量频服,每剂药熬出一小茶杯的量,1日喝3~4次,每次只喝一汤匙。患者于服药3剂后腹泻次数减少,并开始排出类似果冻状的大便,食欲逐步恢复,嘱其仅少食小米稀饭、馒头,一口一口吃起。患者总共服药20余剂,期间病房以独参汤配合西医营养液"三生代"营养支持。患者体重增加明显,皮肤也逐渐恢复光泽,一月后体重达到35kg出院。2014年11月27日上午,患者专程至诊室致谢,诊室竟无人可以辨认,当时患者体重已经增至近50kg,与6月初刚住院时完全判若两人。

会诊时,我带领大家先从西医方面分析,是不是菌群失调或肠结核导致的腹泻。患者曾先后在北京及深圳多家医院检查治疗,并未明确病因,因此,目前尚不能针对病因进行西医治疗,只能通过中医止泻,留住营养。患者重症腹泻,伴五心烦热,按常规辨证,当属阴虚,可用麦门冬汤滋养胃阴,或用竹叶石膏汤清热益胃,然而,实际上患者用养阴方药后腹泻只会更严重,仅用四逆汤都怕救不过来。因为根据五心烦热辨为阴虚之证,仍然是一种对应的、机械的、数字的思维方法,中医的辨证,核心应该是通过症状规律判断人体的功能状态。而对人体功能状态的把握关键是主症和脉象。大病以脉,大病以症。该患者长期腹泻,严重营养不良,脉细如丝,此为功能衰微态,四逆汤是功能衰微态的代表方剂,故选用四逆汤治之。患者胃气极虚,因而采用小量频服的方法,慢慢建立胃气,振兴功能。患者服药3剂后,腹泻次数减少,排出类似果冻状的大便,之后大便逐渐恢复正常。可见,四逆汤回阳救逆,针对久病伤及胃气,功能衰微的患者,是救逆之首方。关键是我们对"逆"的理解,"逆"仅仅是指四肢逆冷吗?显然不是,患者反而出现了五心烦热的表现,"烦热"在阳虚证候里也比较容易出现。阴阳其实是相辅相成的,不是事物的对立的两个方面。不应简单地认为五心烦热就是阴虚,四肢逆冷就是阳虚。阴阳是一体的,久病重病后期人体既会出现阴虚,也会出现阳脱。治疗时关键要抓住主要矛盾,促进人体功能恢复。《伤寒论》中四逆汤就可以治疗下利之证,患者服药后腹泻停止,留下营养,阴虚逐渐改善,烦热自消。李东垣之所以在《内外伤辨惑论》里讲到"甘温除大热",也是因为他发现了这个规律,对于发热之证,不可一律用苦寒药物清热,对于功能不足之发热患者,应该选用味甘性温的药物加以治疗。可见,温药治热证古已有之,是后世对中医数字化、对应化、机械化的理解,把原有好的方证经验与临床实践割裂开,使中医的继承和发展举步维艰。该患者的诊治过程我全程录像,因为初诊时我就有一种预感,患者服用四逆汤后会逐渐好转,这不是一种假说,而是科学的实证。患者痊愈后去工作室看望我时,面色红润,体形正常,健康美丽,与患病时判若两人,因此,当时诊室中包括我都没有认出她。我旁边一个徒弟当时很激动,眼眶都湿润了,因为她也见证了患者的诊治过程,患者初诊时骨瘦如柴、生命垂危的情景她至今仍然印象深刻。这就是中医的疗效,这就是中医的价值!

还有一个病例也是采用四逆汤治愈久泻。

李某,男,42岁,腹泻3年余。腹泻,3~5次/日,伴胃脘不适,恶寒,疲乏,背困,眠差,舌淡苔白,脉沉细。处方:四逆汤,制附子6g,干姜4g,炙甘草4g。免煎颗粒10剂,2日1剂,每晚饭前开水冲服。

二诊:患者自诉服药后大便次数减少,大便质地好转,精神转佳,背困减轻。处方如下:

一方:四逆汤,制附子6g,干姜4g,炙甘草4g;

二方:附子汤,制附子6g,党参9g,炒白术12g,茯苓15g,生白芍12g。

以上两方各10剂,颗粒剂冲服,早晚交替服用,早上服附子汤半剂,晚上服四逆汤半剂。

三诊:4个月后患者因纳差就诊,告知二诊时的药服完后,腹泻基本痊愈。

我与患者初次相识是在一次朋友聚会上,他平时工作压力比较大,常年泄泻,胃脘不适,睡眠不佳,容易疲乏,属于功能虚衰态。他多次就诊于北京各大医院,没有查出器质性疾病,也曾服用多种西药和中药制剂,收效甚微,逐渐对医生失去了信心。聚会时经人介绍我是医生,他对我也持有一种将信将疑的态度。我当时开了四逆汤,让他喝药试试效果。三周后他很早就去了我的门诊,高兴地告诉我,喝药之后大便次数明显减少,大便较前成形,精神转佳,自从患病以来从没有这么好的感觉。我又给他开了附子汤和四逆汤,各10剂,嘱其两方早晚交替服用。服药后患者腹泻基本痊愈,精神状态好转。他是一个大企业家,他的身体健康了,工作效率高了,能为社会创造更多的财富,而我们医生的价值就体现出来了。

医生是一个很好的职业,中医更是我们有责任有义务学好的事业,大家要相信中医。中医学院能够培养出好的医家,这是我们师者的荣耀,也是我们学校的荣耀。同学们能治好病,是个人的荣耀,也是中医的荣耀,这是我们共同的使命。我的父亲门纯德先生于1978年率先创办了山西省高等中医专科教育,至今已培养了数千名中医高等专业人才。大同医专第一届中医班的班主任就是先生,他同时担任授课教师,培养学生。这个班五十多个学生几乎都在临床工作,可见一个医生、一个老师的影响力有多大,这也是一种师者的价值。一个医生能够培养出另外一个医生,要比他治好多少病价值更大,这也是我近几年来努力的方向。

再谈谈有关量效关系的问题。目前在学术上、思维上或实践中,对中医量效方面的认知有些夸大,对量效的认知缺乏一些基本功的培养。可能是为了适应更高的社会需求,有些医家把方证进行重新整合,喜欢用大方子或大剂量用药。我们不排斥新经验,但前提是把原有经验掌握好。经方毕竟已在实践中重复多年,首先是安全的。我有时候给患者用四逆汤一个月、两个月,甚至三个月都没问题,而且疗效非常好。急性病治疗量可以稍大一些,附子我也用过15g,但是,超大剂量应用是没有依据的。《伤寒论》四逆汤的相关条文中,"少阴病,脉沉者,急温之,宜四逆汤",说明慢性病功能状态比较差,阳虚患者可以使用;"吐利,汗出,发热,恶寒,四肢拘急,手足厥冷者,四逆汤主之",说明急性外感患者可以使用;"既吐且利,小便复利而大汗出,下利清谷,内寒外热,脉微欲绝者,四逆汤主之",说明重病患者可以使用。外感病、内伤病、危重病、急性病、慢性病都可以用,可见四逆汤的使用范围之广。再看四逆汤的用法,"以水三升,煮取一升二合,去滓,分温再服,强人可大附子一枚",强人可大附子一枚,可见体质弱者则应服用小剂量附子。大附子一枚约为十几克,分温再服,一般分三次服,一次也就6g左右。可见,仲景的方证在于精究方术。如果学之不精,用之不精,倡导不精,必然会扭曲中医的方证经验。先生曾经告诫学生和弟子们,做一个医生要做到讲、写、用三者一致。不能讲一套(讲课、讲座、学术交流等)、写一套(写教案、教材、写书、写文章等)、用一套(临床应用时又是一套），口头上讲张仲景很高明，临床上从来不用《伤寒论》和《金匮要略》的方子。我是这样讲的，这样写的，也是这样用的。我出了格挨批评，我的弟子们出了格也挨批评，这就是我们守的道，也希望更多的同道也这么继承，这样去用，才算是对中医的一份责任。

（四）中医病之要，证之要，治之要

从以上病案的分析中，同学们应该思考中医诊病诊什么，辨证辨什么以及治病治什么的问题。其实，也就是中医的病之要、证之要与治之要。

中医的病之要，是人体功能状态的异常。

中医的证之要，是对功能状态异常的认知。这种认知可以是六经辨证、八纲辨证、卫气营血辨证，也可以是方证辨证，都是对人体功能状态的评价，方法很多。这是不同的文化总结，不需要把它数字化、对应化、规范化，只需要从经验中掌握即可。比如，非要找出六经辨证与卫气营血辨证的差别来，是没有意义的。温病学是继承了伤寒论的思想，在热病学方面加以发展而已，并不是各自独立没有联系的两种学说。其实，叶天士十分擅长使用经方治疗温病，比如，对热伤胃阴之证，叶氏常视热盛、阴伤孰甚而选用白虎汤、竹叶石膏汤及麦门冬汤。

中医的治之要就是扶正祛邪，调理脏腑气机，调整阴阳，以治胃气为本，注重调整自身功能。"本"就是生命之本体，胃气也。有胃气则生，无胃气则逆，逆者死。因此，要善于抓住疾病的关键点，抓住特象。病情越重越要抓住疾病的关键点对症用药，方精药简，才是中医克服疾病的经验所在。蒲辅周老先生晚年提到："要避免杯水车薪，也不能药过病所，用药剂量不宜过大，我年轻时，读叶天士《临证医案》，看到他用量甚轻，多年后才理解，人病了，胃气本来就差，药多了加重其负担，反而影响吸收，这是很有道理的。"叶天士、蒲辅周都是了不起的方家，可见随着医生经验的积累，都是越治越巧，水平不断提高。金元时期的李东垣，在这方面也非常有建树。

"平人之常气禀于胃，胃者，平人之常气也。"人的生命力禀于常气，常气就是大自然赋予人体的胃气。胃气是人体的正常生理功能，离开它疾病就会乘虚而入。建构好脾胃，就可以抵御疾病。因此，平时要养成良好的生活习惯，医生要宣教预防疾病的思想。中医学从古到今都很重视这个问题,饮食有节,起居有时,做事有度,都是围绕人的生理提出来的。

　　总之,临床实践中,不论疾病多么危重,都要倚助胃气;慢性病、久病、疑难病也要依靠胃气;正常人呵护生命的常态也要注重胃气。因此,大病以胃,久病以胃,平人以胃。这是本次讲座的中心思想,是中医药学数千年传承的核心,也是内涵在每一个方道里的精华,更是中医学习者和继承者应从各种角度熟练掌握的内容。作为医者,既要传承中医的胃气思想,更要铸造出民族的坚强的胃气。

四、证因同治

上一讲介绍的主题是"大病以胃",大病以胃不是某一个学者或医家的个人经验体会,而是中医药学千百年来形成的治疗疾病的规律性认识,内化在方证经验中,取得了良好的疗效。中医药学有非常丰富的治疗学内容,大病以胃是把胃气作为治疗疾病的根本来进行组方、研究和探索,这是中医学经验体系的重要内容,是中医的优势和特色所在,也是中医学术本体的精华内容。之所以把它提炼成主题,就是希望同学们在继承祖国医学的时候,要格外重视。今天为大家介绍的内容也是一种诊治疾病的重要思路方法,叫证因同治。

(一)什么是证因同治

1. 什么是证?

谈证因同治,首先要明确"证"的概念。教科书中"证"的概念,"证"是对疾病症状规律的高度概括,脉也是对疾病规律的总结。而我通过数十年对证本质的研究,逐渐认识到"证"实际上是中医学认识疾病的一个特殊病理观,是对人体功能的认知。简言之,"证"是人体患病下的功能状态,辨证就是中医通过症状规律判断人体的功能状态。而关于证和功能状态的认知,我们将在下一讲"功能五态"中具体阐述。

自 20 世纪 50 年代辨证论治被确定为中医学的两大特色之一以来,辨证论治成为中医学在辨识和治疗疾病时所采用的基本法则。辨证成为中医治疗疾病的核心要素,似乎只要辨出证型,辨出证候,就可以去治疗。这其实是在现代科学思维影响下,高等教育模式把具有传统文化色彩的中医知识变成了一个具有概念、判断和推理的形式逻辑。如果这样理解中医,就是把一个疾病辨为几个证型,加以施治。比如肝硬化,这是西医的病名,根据症候特点和舌脉表现,中医可以辨成气滞湿阻、寒湿困脾、湿热蕴结、肝脾血瘀、脾肾阳虚和肝肾阴虚等证,然后进一步施治。如此辨证有利于理论规范,然而在临床实践中如果遇到这类病人,遇到这些疾病的个体变化时,即使辨证准确,治疗也未必有效。例如,我在上一讲"大病以胃"中提到的肝硬化患者侯某,在治疗过程中曾出现过面色晦暗鳖黑,胁下痛如针刺,腹大坚满,脉络暴露,舌质紫黯等典型肝脾血瘀的证候,然而,患者的凝血功能较差,血小板降低,显然不能活血化瘀。患者大量腹水形成,食欲不振,我的治疗思路是倚重胃气,依靠人体尚存的一点胃气使他逐渐建立起自己抵抗疾病的功能。我的主要用方有胃苓汤、四逆汤、香砂六君子汤和真武汤,方方不离胃气。患者服药之后,腹水明显消退。可见,中医的方证经验无法通过现有的简单对应的辨证论治体系全面传承。因此,其实,辨证论治的概念是哲学意义的概念,具体到临床治疗疾病,则必须通过漫长的临证实践,总结方证经验,取得体会。

2. 什么是因?

凡是能引起疾病发生的体内外因素都可称为致病因素,简称为病因。就病因学的概念而言,中医学与西医学并没有本质的区别,只是在观察的内容、手段和方法上不尽相同。在希波克拉底时代,西医学与中医学同为经验医学,希波克拉底就曾在他的医学著作中论证过自然环境对人体健康的影响。但是,随着生物学、解剖学、生物化学、生理学及病理学等自然科学的逐步兴起,西医学逐渐超越了经验科学的范围,进入到实验室,认识到自然界的微观世界,寻找到很多致病因素。由于现代医学思维方式属于抽象思维,抽象思维是从事物共同现象中抽取内在规律,揭示其本质。西医的抽象思维方式决定了其临床思维的过程是寻找疾病的本质,比如上呼吸道感染诱发的发热或咳嗽,西医要明确究竟是由哪种特异的病原微生物所致,然后针对病因进行治疗从而使疾病渐愈。因此,探求疾病的本质,寻找决定疾病特异性的致病因素是现代医学病因学的特点。

中医学历来认为,它所探究的对象,不是光具身躯形质的"人体",而是"形神合一"的"人"。也就是说,是形(生物形质)、神(精神心理)活动有机结合的人,形神两者缺一便不成为"人"。由于人生活在天地之间,时空之内,形神机能活动不可避免地受到周围环境(自然环境和社会环境)的影响。因此,凡是能够对人的形神造成影响的因素,如风、寒、暑、湿等外感邪气,喜、怒、忧、思等情志变化,以及饮食、劳逸等，都被纳入到中医学的病因学体系之中。而且，中国是一个地大物博的土地文明国家，人们生活相对安逸，加之其主体文化是儒家文化，因此，这一历史文化背景决定了求善是中医学千百年来的文化主体。由于中医学认识疾病的思维方式属于具象思维，中医具象思维在儒家文化和求善思维的影响下，在实践上比较古朴，比较原始，对人体不去结构性、破坏性研究，因此，使得中医学无法像西医学一样从人体生理结构和病理变化中去寻找确切病因，从而无法探求疾病的本质。

3. 什么是证因同治？

诊治疾病，建构对疾病的规律性认识是前提，若对病的认识不清，治疗的思路和手段则非常局限。因此，中医临证，应识病为先，谨求病因，证因同治。所谓"证因同治"，是从现代中医学的知识结构和内容角度而言的，就是指我们既要继承祖国医学对疾病的认识和治疗经验，也要结合现代科学知识，深入探索疾病的病因，抓住疾病的本质，从而全面把握疾病规律，有效施治。

（二）对病因学的认识

1. 单因素致病学说

中医学的病因中虽然包括六气、七情、饮食等多变量因素，但是现代高等中医教育在辨证论治确定疾病的病因时，往往去寻找单一的致病因素，比如感冒，辨证时首先辨别风寒感冒还是风热感冒，非此即彼，这就是在追求单一，是一种单因素致病学说。这种单因素的致病学说使我们在认识疾病的过程中全程伴随着一种思维，即寻找疾病的特殊性，寻找疾病的主要规律，寻找疾病的主要矛盾。这种思维从流行病学的角度而言是积极的，通过对临床大样本病例的分析，研究疾病分布规律及影响因素，借以探讨疾病的主要病因，阐明流行规律，从而制订预防、控制和消灭疾病的对策和措施。然而，这种思维容易使我们在诊治疾病时形成一种非此即彼的思维模式，比如辨证时，不是风寒就是风热，不是阴虚就是阳虚，不是脾虚就是肾虚，这种所谓"科学"的中医思维是在现代科学影响下，高等教育模式把中医肢解成一个对号入座的线性思维。这种认知和思维模式使人们逐渐形成了辨证上寻求一个主要矛盾，而忽视了事物之间的普遍联系，因此，即使辨证准确，治疗也未必有效。

例如,一个主诉为腹胀的患者,自述近日饮食不适出现腹胀之症,大便已数日不行,舌苔厚腻,辨为饮食积滞证,用保和丸治疗,然而疗效不显。调查病史,细审病情,患者平素喜食生冷,自觉脘腹胀满,触之无形,按之柔软,压之无痛,脉细,为脾胃虚寒之证。此患者平素嗜食生冷,影响脾胃运化功能,加之近日饮食不当,出现腹胀之证。因此,从辨证而言,既可以辨为饮食积滞证,也可以辨为脾胃虚寒证,而初诊时虽然辨证准确但疗效不显,是因为忽视了病因之间的普遍联系,忽视了患者平素喜食生冷的饮食习惯。理中汤治疗中焦虚寒以吐利腹痛腹胀为主证者,在运用理中汤治疗后,患者腹胀消失。

单因素致病学说不是当代中医学所独有的,现代医学的病因学说也是一种单一的病因学模式。西医的抽象思维方式决定了其临床思维的过程是抛开疾病现象,寻找疾病的本质。比如中世纪蔓延欧洲的黑死病,导致大约 2500 万欧洲人的死亡,患者身体会出现青黑色的疱疹,此病由此而得名。鉴于当时的医学水平,黑死病的病因一直未被揭示,随着自然科学发展,直至 19 世纪末法国科学家叶赫森才首次发现并证实了鼠疫杆菌的存在。随着研究深入,人类最终揭示了黑死病病因系鼠疫杆菌恶性传播,从而进行了有效防治。近二百多年来,西医学从解剖、生理及病理等多方面对生物进行探索,对发病率较高的疾病进行了大样本临床及实验室研究,发现了很多导致人类死亡的主要疾病的病因,如麻风杆菌、结核杆菌、人类免疫缺陷病毒(HIV)等,这种探索就是对疾病本质的追求。

2. 多因素致病学说

现代医学单一的病因学模式主要以传染病和感染性疾病为主,这和中医的外感病很接近。外感病中医辨的是邪气的性质,以及人的功能状态。只要辨证对了,治疗就会很快见效。这说明单因素的致病学说在外感病中较为适用,但是,很多疾病特别是内伤病的病因并不单一,疾病的相关致病因素较多,疾病是多种因素导致的,这就是多因素致病学说。

西医学的原发性疾病一般是指没有明显其他疾病作为诱因和促进因素的疾病,或者目前为止没有研究出明确病因的疾病,例如原发性高血压、原发性癫痫等。原发性高血压病因尚未阐明,但是西医也认为此病与遗传因素、精神神经系统、肥胖、吸烟等多种因素有关。而且,西医的病因学有生物性、理化性、遗传性、先天性和免疫性因素等多种分类,可见,西医也认识到导致疾病的病因是多种多样的。但是,由于其抽象思维方式决定了诊治疾病时要探求疾病的本质,体现在病因学上就是去寻找疾病的主要矛盾,寻找决定疾病特异性的致病因素,即单一的致病因素。所以,多因素致病学说目前尚未成为一个定论。然而,我们也欣喜地看到,西医治疗疾病已经不再是单一模式的治疗,而是从多角度、多因素去考虑问题,如高血压的用药就是多种类型,利尿剂、钙离子拮抗剂、血管紧张素转化酶抑制剂、β受体阻滞剂等,近年来还研制了复方降压药,以药物配伍的方式有效控制血压。

不同于西医学,多因素致病学说是中医学的独特之处。中医数千年所形成的病因学,其实就是多因素病因学说。中医理论认为,导致疾病发生的原因多种多样,主要有六淫、疠气、七情、饮食、劳倦,以及外伤和虫兽伤等,这些因素在一定条件下都可能使人发生疾病。为了说明致病因素的性质及其致病特点,古代医家曾对病因进行过一定的归类。如汉代张仲景在《金匮要略》中指出,疾病发生有三个途径,他说:"千般疢难,不越三条,一者,经络受邪,入脏腑,为内所因也;二者,四肢九窍,血脉相传,壅塞不通,为外皮肤所中也;三者,房室、金刃、虫兽所伤。以此详之,病由都尽。"宋代陈无择又引申《金匮要略》"千般疢难,不越三条"之意,提出了"三因学说",即六淫邪气侵袭为外因,情志所伤为内因,而饮食劳倦、跌仆金刃,以及虫兽所伤等则为不内外因。后世又将三因学说进一步完善。当然,因为受古代生产生活条件的限制,中医学的病因都是从宏观上来考证的,不涉及微观世界,不属于现代意义上的认知。

其实,中医的多因素致病学说不仅仅局限在病因学上,在证候学和治疗学上都有所体现。比如,脏腑兼病辨证的理论基础,就是认为人体各脏腑之间是一个有机联系的整体,它们在生理上既分工又合作,共同完成各种复杂的生理功能,因而在发生病变时,它们之间则相互影响。从心肾不交、脾胃虚弱、肝脾不和、肝肾阴虚和脾肾阳虚等证型名称中可以看出,中医的脏腑兼病辨证考虑到了疾病的多元性,病因不是单一的,病机不是单一的,病变脏腑不是单一的,因此,证候也不是单一的。可见,从古到今,中医学一直把多因素致病学说贯彻在临床实践中,贯彻在辨证论治中,也贯彻在方证经验中。中医组合一个方子都是多元素的,有君,有臣,有佐,有使,针对主要矛盾,有效治疗疾病。

3. 疾病相加因素学说

疾病相加因素学说是我通过多年来的临床实践,在多因素致病学说的基础上提出的一种病因假说,是认知疾病的必然方向。从字面上理解,疾病相加因素好像是把多种致病因素进行平面的简单相加,其实并非如此。疾病相加因素侧重于立体地看问题,强调全面考察疾病的过程,疾病是一个逐级加深的过程。尤其是疑难病,往往是从疾病单一因素到疾病多因素,再到疾病相加因素的过程,疾病逐级加深,在治疗时需要顾及疾病的每一个环节。下面列举一些典型病例加以说明。

(三)证因同治的典型病案

1. 过敏性紫癜

过敏性紫癜是一种常见的血管变态反应性疾病,以皮肤紫癜、消化道黏膜出血、腹痛、关节肿痛和肾炎等症状为主要临床表现,可归属于中医学的"血证"范畴,与"肌衄""葡萄疫""便血""紫斑"等密切相关。本病多见于儿童及青少年。现代医学对本病病因和发病机理尚未完全阐明。近年来的研究显示,过敏性紫癜与自身免疫功能的失调关系较为密切。我通过多年的临床实践发现,过敏性紫癜的病因不是单一的,主要由内因和外因两方面组成。内因源于患儿自身体质因素;外因主要为风、热、虚、瘀等致病因素。过敏性紫癜的患儿多有饮食失调、偏食、嗜食等不良习惯,加之小儿气血未充,脾常不足,饮食、疾病等最易影响脾胃功能,致气血生化乏源,血虚则脾无所统,肝无所藏;气虚则统摄失职,血离经脉;同时小儿体禀"阳常有余,阴常不足",感受外邪后易从阳化热,灼阴劫液;或病程迁延日久伤及肝肾所藏之精血致肝肾阴虚,虚火内扰,血随火动,离经妄行,外溢肌肤发为紫癜,内伤阴络则腹痛、便血、尿血。

因此,治疗此病时应证因同治。一是治"证",针对过敏性紫癜患者禀赋特异、饮食失调致气阴两虚,热瘀互结的病机特点,运用自拟门氏保元汤进行治疗,取得了满意效果。门氏保元汤由黄芪、当归、元参、银花、甘草、白茅根、茜草等药物组成。方中黄芪大补元气,当归养血活血,黄芪、当归合用则补气生血,含当归补血汤之意;银花、元参俱为甘寒之品,清热而不伤阴,白茅根、茜草凉血止血,解毒清热;甘草调和诸药。二是治"因",指导患者改变不良饮食习惯,纠正偏食、嗜食,注意营养搭配均衡,同时忌生冷、油腻及鱼、虾、蟹、牛乳等腥味之品。此外,中医学认为胡萝卜味甘性平,归肺脾经,具有健脾消食化滞、补肝明目、增进食欲等功效。现代研究发现胡萝卜中的β-胡萝卜素能提高免疫反应,增强机体免疫力,有效预防过敏反应。因此,我常常嘱咐患者每晚临睡前温服胡萝卜汁一杯。举例加以说明。

康某,女,12岁。2007年6月18日初诊。患者反复感冒半年多,形体消瘦,一个月前全身突现红色斑疹伴瘙痒,西医诊断为"过敏性紫癜"。伴手足心热,盗汗,舌边尖红,口疮多发,脉数。辨证为气阴两虚,虚火灼络,血溢脉外。方用自拟门氏保元汤加减,处方:黄芪30g,当归12g,元参30g,银花12g,女贞子9g,旱莲草9g,白茅根9g,茜草9g,防风10g,7剂,水煎服,1日1剂。此外,通过详细询问患儿的饮食习惯,得知其平素饮食偏嗜,喜食肉类。因此,配合饮食调摄:加强营养,均衡膳食,忌生冷、油腻,每日温服胡萝卜汁1杯。6月25日复诊:患者诉服上药后精神、饮食转佳,斑疹变暗、部分消退,口疮仍有,舌尖红苔白,脉细数。前方去防风、银花,加生地18g,山药15g,山萸肉9g,加强酸敛养阴益气之功,7剂,水煎服,2日1剂,饮食调摄如前。1月后随访,斑疹全消。

我经常诊治这类过敏性紫癜的患者,昨天上午出诊时,就碰到一个过敏性紫癜性肾炎的患儿。她是一个年仅9岁的小姑娘,长得很俊俏,因为罹患紫癜性肾炎2年来诊。在发病的第一年,曾使用糖皮质激素治疗,病情缓解。最近因不慎感冒,紫癜性肾炎复发,再次出现血尿和蛋白尿,而且精神萎靡,周身不适。我一般在问诊的时候,经常现场施教,传授经验,所以,我第一句话问孩子偏食吗?孩子的父母点点头,说她偏食,从来不吃菜。我在调查罹患紫癜性肾炎和毛细血管出血性疾病的小儿病史时,发现这类患儿往往存在偏食、嗜食现象,平素饮食中偏嗜肉类、蛋类、豆类等高蛋白和高脂肪的食物,却鲜少进食蔬菜,维生素、微量元素和纤维素的摄入不足,缺乏很多在生长发育过程中构建人体所必需的营养素。这类患儿往往体型清瘦,皮肤白净,面部的毛细血管都能看得很清楚。饮食偏嗜是中医所强调的病因之一,而外感也是引发紫癜性肾炎的又一病因。此类患儿平素经常感冒,感冒之后出现肾损害,确诊肾炎之后,往往用激素治疗,病情缓解之后,如果不慎外感,病情复发,再次用激素治疗,殊不知,化学药物也是导致疾病的病因之一。此外,还有其他因素。家庭教育中,父母如果对孩子的学习和生活要求比较严格,不允许孩子犯错误,孩子心理紧张,为了不让父母失望,埋头学习的时间多,玩耍的时间就明显减少。其实大自然的阳光,形式多样的体育活动,都可以促进人体的新陈代谢。而缺乏户外运动也是引发紫癜的又一病因。因此,营养不均衡,反复感冒,过度使用化学药物,缺乏户外活动,多种致病因素最终导致疾病的发生和疾病的反复不愈。

我曾经治疗过一个过敏性紫癜的孩子,叫王某某,和我女儿同岁,她父亲是我的朋友。她因过敏性紫癜曾多方求治,但疗效不佳。有时虽有好转,却易反复。找我诊治时,她的双下肢紫癜已融合成片,形成瘀斑。翻看前医的处方,辨证准确,治法得当,为何患儿疗效不佳或病情反复呢?这是因为他们只是着眼于治"证",而忽略了病因的治疗。她同样也是一个偏食的孩子,平时只喜欢吃肉、蛋、豆、奶制品,却很少吃菜。我用门氏保元汤治疗,同时嘱咐她以后多吃菜,多吃胡萝卜。经过一段时间的治疗之后,患儿下肢紫癜逐渐消失,病情渐愈。但是,她的饮食偏嗜问题并没有完全纠正。因为她父亲是我的好朋友,她和我女儿都是独生子女,有感于孩子的偏食问题纠正起来很不容易,就希望她能感受一下我们家的生活,于是,有一次就特意让她到我家做客。当时正值中午,我们正准备吃午餐,就邀请她一同进餐。我们家比较平和朴实,我们的午餐是家常饭,主食是米饭,菜是青椒萝卜炒肉,我们平时都是分餐制,一人一份,同样也给了她一份。我们一会儿就吃完了,她却只挑了肉吃,菜和米饭都没有吃。她说:"门大爷,我不饿了。"我说行,我们家吃饭从不强迫。午休后,我去单位处理文件,她留在家中和我女儿玩耍。下午回家后,我发现她坐在沙发上,有点蔫。我问她是不是饿了,她不好意思地点点头。我说,饿了也没办法,我们家六点半开饭,到时才能吃饭。晚餐时,她把中午没吃完的饭都吃光了,而且吃得很香,她说从来没吃过那么多胡萝卜。她父母来接她时,我对他们说,孩子今天表现很好,把菜都吃了。他们既惊讶又高兴,问我是怎么做到的。我说很简单,她中午没吃,我们家没零食,晚上她饿了,就把菜和米饭都吃完了,就这么简单。

所以,饮食偏嗜不仅仅是孩子的问题,也是家庭教育问题。父母溺爱孩子,一味迁就孩子,致使孩子形成一种不良的饮食习惯,久而久之,就成为一种致病因素,为疾病埋下了隐患。用疾病相加因素的学说解释,疾病有一个相加的过程,是一个逐级加深的过程。孩子饮食偏嗜,缺乏生长发育所必需的营养元素,毛细血管发育不良,容易生病,因生病经常进出医院,导致感染的机会增多,再次感染细菌病毒或使用药物的几率相应增加,高蛋白食物、感染或药物都可能成为抗原引发机体的变态反应,导致毛细血管脆性及通透性增加,血液外渗,产生皮肤紫癜及某些器官出血。因此,治疗过敏性紫癜时,我一般先进行健康宣教,纠正患者的饮食偏差和生活习惯,然后再用药物治疗,疾病治愈率就会升高而且复发的几率会降低,即使复发也易治愈。

中医早在《黄帝内经》中就提倡一种健康的饮食和生活习惯,即"饮食有节,起居有常,不妄作劳"。饮食有节,节是指规律。中医一贯主张饮食要有规律,定时,定量,不偏食、嗜食,女子经期忌生冷。当然,中西方文化有差异,西方人有时不理解我们的饮食文化。因为欧美国家以肉食为主,产生的热量大,故喜食生冷,而且他们的水质标准很严格,有健全的城市直饮水系统,没有喝热水的习惯。因此,好多女孩到国外留学之后,过食生冷,导致月经不调甚至停经,这其实也是一种水土不服,是她们体内的文化基因不适合西方的生活,在纠正偏嗜生冷的饮食习惯后,月经不调会逐渐改善。

2. 不明原因发热

西医学认为,当机体在致热源作用下或各种原因引起体温调节中枢的功能障碍时,体温升高超出正常范围,称为发热。引起发热的原因很多,临床上可区分为感染性与非感染性两大类,而以前者多见,当然,也有病因未明的发热,称为不明原因发热。不明原因发热有准确的定义,其包含 3 个要点:①发热时间持续≥2 周;②体温多次 >38.5℃;③经完整的病史询问、体格检查和常规实验室检查后仍不能确诊。不明原因发热的治疗无论对中医还是西医而言,都是一个难题。临床大多只能是对症与支持治疗,患者往往迁延不愈,缠绵棘手。我在多年的临床实践中,曾多次诊治这类患者,我发现此类发热虽然病因未明,但是详察病史,有诸多致病因素。因此,我将疾病相加因素学说运用到不明原因发热的治疗中,证因同治,取得了良好的治疗效果。下面列举典型病例加以说明。

病例一:刘某,男,25 岁。2004 年 10 月 23 日初诊。因持续发热三年余,体温在 37.5～39.5℃ 波动,曾在北京和山西多家医院住院诊治,并做各种检查,查无原因,靠大剂量激素和免疫抑制剂控制体温。诊见:激素面容,面色无华,神情低落,每用免疫抑制剂后胃肠反应明显,呕吐,不思饮食,且常年头痛,愈发愈重,舌质淡苔白,脉沉而数。初诊后嘱其停用免疫抑制剂,并以常规激素用量维持以观察病情,遂与小柴胡汤加减治之。停用免疫抑制剂和减少激素用量之后,患者病情突显,发热如初,且每日加甚,体温渐由 37.5℃ 升至 39℃ 左右,证见:面色苍白,头痛欲裂,恶寒无汗,用发汗解热之剂后稍有汗出,但汗后恶寒加甚。我先后辨证使用小柴胡汤、桂枝芍药知母汤、柴胡桂枝汤、附子汤、麻黄桂枝各半汤等方药,每次服药后体温暂时下降,但次日或数日后复升。

2004 年 11 月 23 日晚 9 点,患者体温骤升至 40℃,头痛欲裂,面色苍白,时而谵语,全身因寒冷而战栗,额头冷汗自出,手足不仁,诊其脉象沉紧而数。患者病情危重,头痛诸药不能抵挡,根据《金匮要略·腹满寒疝宿食病脉证治》相关条文:"寒疝腹中痛,逆冷,手足不仁,若身疼痛,灸刺诸药不能治,抵当乌头桂枝汤主之。"急疏乌头桂枝汤一剂:制川乌 15g,桂枝 12g,生白芍 12g,炙甘草 6g,生姜 3 片,大枣 4 枚,入蜂蜜 30g 与药同煎。第一煎文火久煎一小时,第二煎半小时。患者服药后不足半小时,头痛、烦躁明显缓解,随后安然入睡。次日清晨,服用第二煎药后,头痛消失,神志转清,体温降至 38.5℃。10 月 23 日到 11 月 23 日长达一个月时间内,我细致观察患者病情变化,详细调查病史,查找资料,初步判断他其实是一个不典型的结核性脑膜炎,秉着证因同治的原则,故在中药桂枝类方治"证"的基础上,配合服用抗结核药力克菲蒺 800mg/d 以治"因"。中西医结合治疗一周之后,体温平稳下降,直至 36.5℃,精神亦明显好转。再经数月中西医结合治疗,并渐减激素,于次年初基本痊愈。

在讲述这个病例时,大家可能颇为诧异,患者于 2004 年就诊,距今已十年有余,我为何还能清楚地记得患者是何年何月何日就诊。其实原因很简单,这是我从医 30 年来,记忆最深刻、治疗难度最大的一个病例,也是促使我提出"疾病相加因素学说"的重要病例。在 2004年 10 月 23 日之前,患者的父母就曾咨询过我。当时患者因持续发热三年余,体温在 37.5～39.5℃波动,曾在北京和山西多家医院住院诊治,并做各种检查,查无原因。他们拿着患者以往的各项检查结果和住院病历,并详细向我介绍了患者的发病过程和治疗经过。患者当时依靠大剂量激素和免疫抑制剂控制体温,环磷酰胺的用量从每月一次到每周一次,一次用量为 1000mg,即使如此,也只是勉强控制体温。因为长期服用此类化学药物,患者面色无华,神情淡漠,精神萎靡,每次使用环磷酰胺后胃肠反应明显,呕吐,不思饮食,且常年头痛,愈发愈重。当时我对治疗此病没有把握,所以,只是和患者父母了解了患者的一些情况,并没有答应接诊。2004 年 10 月 23 日,患者的父母再次找到我,言辞恳切,希望我能从中医的角度为患者诊治疾病,缓解病情,减轻痛苦。感动于他们的爱子之情,也抱着探索病因的想法,我答应了为患者诊治疾病。因为患者身体虚弱,不能外出,我从那天起,每日下班后去他家中观察病情。也是从那天起,我嘱其停用免疫抑制剂,并以常规激素用量维持以观察病情,中药以小柴胡汤加减治疗。停用免疫抑制剂和减少激素用量之后,患者病情突显,发热如初,且每日加甚,体温渐由 37.5℃升至 39℃左右,我先后辨证使用小柴胡汤、桂枝芍药知母汤、柴胡桂枝汤、附子汤、麻黄桂枝各半汤等方药,每次服药后体温暂时下降,但次日或数日后复升。

2004 年 11 月 23 日晚 9 点,患者父亲打来电话,语音因焦急而颤抖,他告诉我患者病情突然加重,体温骤升,神志恍惚,希望我过去想想办法。我急赴患者家中,当时患者体温已升至 40℃,头痛欲裂,时而谵语,面色苍白,全身因寒冷而战栗,额头冷汗自出。患者病情危重,我建议送医院急救,但是,患者坚决拒绝去医院治疗,他对我说:"叔叔,我就是死也不去医院。"三年来的病痛折磨和各项检查、治疗,已经使患者对医院产生了严重的抗拒心理。患者的父母尊重孩子的意见,我也尊重他们的决定。我为患者诊脉时,他竟然毫无知觉,这就是手足不仁。患者病情危重,头痛欲裂,伴高热、全身恶寒战栗、手足不仁等症,此为阴寒内盛,阳气大衰之象。阴寒内盛,阳气大衰,不能达于四肢,故手足不仁;寒邪痹阻经脉,故头痛;阴盛于内,逼阳外越,故高热实为阴盛格阳的"真寒假热"之证。而且患者头痛欲裂,一般药物或针刺之法难以奏效,根据《金匮要略·腹满寒疝宿食病脉证治》相关条文:"寒疝腹中痛,逆冷,手足不仁,若身疼痛,灸刺诸药不能治,抵当乌头桂枝汤主之。"急疏乌头桂枝汤一剂:制川乌15g,桂枝12g,生白芍12g,炙甘草6g,生姜3片,大枣4枚,入蜂蜜30g与药同煎。方中乌头大辛大热,兴阳温经,以驱寒凝;桂枝汤调和营卫,以助乌头温通血脉;蜂蜜与乌头同煎,一者可减其毒,缓其性,再者起温运中宫作用,助乌头以散里寒。

从药店买回药来,我亲自煎煮,第一煎文火久煎一小时,第二煎半小时。药煎好后,我先喝了一杯,这是我人生第一次品尝乌头桂枝汤。喝完不足十分钟,我感觉周身发热。四逆汤和附子汤我都喝过,却没有这种发热的感觉,而乌头桂枝汤却能在短时间内使人周身发热,而且有轻微的麻醉感。在我感受到乌头桂枝汤的效力,并确认了药物的安全性之后,才让患者喝下汤药。他服药后不足半小时,头痛、烦躁明显缓解,随后安然入睡。患者当日因高热和头痛异常焦躁,甚至出现了神昏谵语的表现,在服药不足半小时后,竟然疼痛大减,安然入睡,这就是经方的功效!我在临走时为患者量了一次体温,当时他的体温39℃,较前已有所下降。看到患者的病情得到缓解,生命危象已除,我才放心返回家中。当夜,我一夜未眠,不是因为过于担忧患者的病情,而是由于那一杯乌头桂枝汤的效力,它使我精神亢奋,彻夜难眠。由此,我才感悟到乌头桂枝汤的双重功效,它既可以使正常人精力充沛,精神亢奋,彻夜难眠;也可以使阴寒内盛、头痛欲裂的患者疼痛大减,安然入睡,这就是经方的魅力!次日清晨,患者给我打来电话,他高兴地说服用第二煎药后,头痛已消失,精神也明显好转,体温降至38.5℃。我亦感到非常欣慰。

10月23日到11月23日长达一个月时间内,我细致观察患者病情变化,详细调查病史,查找资料,不断思考,探求疾病的病因。患者曾在北京及山西多家医院诊治疾病,病因未明,之后于北京某医院做脑组织病理活检,初步诊断为原发性的中枢神经系统血管炎。此病也是一种病因不清的疾病,考虑与自身免疫相关。我通过观察患者的病情,研究诊治经过,发现患者发热三年来,全程血沉快,颅压高,发热,头痛,全身乏力,食欲不振,精神差,与结核性脑膜炎的临床表现相符。而且,在调查病史的时候,患者的母亲告诉我,他在青少年时代曾出现过持续低热、盗汗、厌食的症状,当时有一位经验丰富的西医大夫给他用过三个月的抗结核药异烟肼,50mg/d 顿服,服药后诸症消失。她的叙述给我很大的启发,我初步判断患者其实是一个不典型的结核性脑膜炎和结核性脑血管炎患者,虽然在三年的治疗中,西医大夫曾经给他使用过一些抗结核药物,但是时间不持续,治疗不规范,所以,没有产生明显的疗效。因此,秉着"证因同治"的原则,我在中药桂枝类方治"证"的基础上,配合服用抗结核药力克菲蒺 800mg/d 以治"因"。我之所以如此判断,是因为源于对导致患者发病的多个致病因素的分析。

通过调查病史及生活习惯得知,患者自幼偏食,只吃肉不吃菜,缺乏生长发育所必需的营养元素,毛细血管发育不良,因此,容易罹患血管性疾病,这是其一;患者是家中最小的孩子,备受父母宠爱,经常在外奔波,生活作息不规律,起居无常,劳逸不均,易于感冒,这是其二;患者起病就是源于外出旅游外感风寒,其实当时如果注意休息,加以营养调理即可痊愈,然而,他却输注了大量抗生素以退热,发热未明显缓解,反而惊厥发作,遂使用抗癫痫药物,之后因持续高热,查无原因,又进一步使用大量激素和免疫抑制剂控制体温,过度使用化学药物也是一种致病因素,这是其三;而最重要的一个致病因素,就是结核杆菌,这是其四。据 WHO 统计,全世界大约每 3 个艾滋病病毒感染者中就有 1 个人同时得了肺结核,30%~40%的艾滋病患者会最终死于肺结核,全球每 3 个人中就有 1 个人感染结核菌,中国更为严重,大约有将近一半的人感染了结核菌,但是,感染了结核菌并不一定发生结核病,只有在抵抗力低的情况下才发病。虽然,PPD 试验是诊断结核感染的常用参考指标,但是,有时 PPD 阴性并不意味着患者没有感染结核杆菌。该患者的 PPD 试验就是阴性的,但是,通过他青少年时代的病史和病情分析,我大胆判断他是一个不典型的结核性脑膜炎和结核性脑血管炎患者。按照疾病相加因素的学说分析,患者青少年时代就已经感染过结核杆菌,因平素饮食偏嗜,起居无常,劳逸不均,外感风寒后出现发热之症,外感后机体抵抗力减弱,而体内的结核菌在抵抗力低的情况下发病,加之患者从小嗜食肉类,不吃菜,毛细血管发育不好,易引起结核性血管病变。因此,此类结核性发热如果当时使用小剂量的抗结核药物,并配合休息、营养调理,病情可以得到有效缓解。然而,患者却输注了大量抗生素,并进一步使用抗癫痫药物、大量激素和免疫抑制剂,过度使用化学药物进一步加重病情,终致病情迁延不愈。基于以上的分析判断,我采用了证因同治的方法。中西医结合治疗一周之后,患者体温平稳下降,直至 36.5℃,精神亦明显好转。再经数月中西医结合治疗,并渐减激素,于次年初基本痊愈。这就是证因同治的功效!患者痊愈后,结婚生子,拥有了一个幸福美满的家庭。在患者的孩子出生时,患者的父母喜极而泣,并在第一时间电话告知我这一喜讯。因为患者长期使用环磷酰胺等化疗药物,当时他们担心曾经的用药史对胎儿有影响,但是,我认为这种环境能够成功孕育后代,这个孩子的基因一定很强大。事实证明,这是一个健康的男婴。患者从此之后和我成为朋友,并自学中医,而且学得很好。去年冬天,他不慎感冒,又现发热、头痛之症,电话咨询我,我担心他病情复发,建议他化验血沉。他说自己的脉象又大又快又紧,无汗,少尿,感觉像麻黄汤证。我肯定了他的判断,并让他喝一剂麻黄汤。他服药后没有出汗,可能是因为过去使用化学药物比较多,腺体功能受到影响,但是服药后尿量明显增多,次日热退病愈。

病例二:韩某,男,17 岁。2007 年 7 月初诊。因持续发热 5 月余,体温波动于 38.1～39.7℃ 之间,就诊于北京某医院,查血常规:LMY％:0.55,ALT:62U/L,AKP:170.9U/L,余(一),诊断为:不明原因发热,予以抗菌消炎对症治疗,经多日治疗热仍不退,遂回山西老家静养。2007 年 7 月因病情加重于山西某医院住院治疗,但体温仍持续于 38～39℃,检查示:颅内压 160mmH₂O,脑 CT 未见异常,后经激素治疗,体温有所下降,但因高热仍断续出现,故邀我会诊。诊见:高热,心烦,口苦,纳差,舌质淡苔薄,脉弦数。辨为邪犯少阳证;处方:柴胡 9g,黄芩 6g,半夏 6g,党参 6g,白术 12g,茯苓 12g,炙甘草 6g,牡蛎 12g,元参 20g,浙贝 12g,夏枯草 30g,生姜 3 片,红枣 4 枚。7 剂,每日 1 剂,水煎,早晚饭前服。此外,详问病史,细察病情,可知患者发热每于午后加重,伴盗汗,面色无华,食欲不振,神疲无力,类似结核病表现。查看患者胸片,发现陈旧钙化灶,因此,初步判断为结核变态反应,在小柴胡汤治"证"的基础上,配合抗结核药异烟肼 200mg/d 口服。一周后复诊,患者体温明显下降,稳定于 38℃ 左右,心烦消失,口中和,精神、饮食均有好转,舌质淡苔白,脉弦细数。唯自觉后颈僵痛,故以上方加葛根 12g,7 剂继服,并嘱继续服用异烟肼。三诊时,患者后颈僵痛已消失,体温波动于 36.5～37℃之间,脉象略和,仍以小柴胡汤化裁治之,病情平稳,渐至痊愈。

该患者已持续发热 5 月余,虽经多方诊治,但没有查明病因。然而,我通过望闻问切,详细调查病史,发现患者面色无华,潮热盗汗,食欲不振,神疲乏力,类似结核病表现。刚才分析刘姓患者的病情时,已经谈到了我国结核杆菌的普遍感染问题。其实,每个人都可能感染结核杆菌,这就是为什么大学生入学要进行 PPD 试验,普检结核杆菌。学生群体更易感染结核菌,因为长时间的学习耗能耗氧,需要充足的能量,如果饮食偏嗜,营养不均衡,机体抵抗力下降,体内感染的结核菌容易导致结核病的发生。因此,我们都应提高自己的认知,加强营养,饮食有节,起居有常,增强机体免疫力,从而有效预防结核病的发生。患者胸片中有陈旧钙化灶,说明之前感染过结核杆菌,更明确了我的判断,他其实是一种结核变态反应。

结核变态反应性疾病是人体在受到结核杆菌感染后,刺激自身反应性细胞,释放大量自身抗体,形成抗原抗体复合物而产生的各种自身免疫性疾病。结核变态反应性疾病在我国发病率非常高,只要机体免疫力降低,已感染的结核菌就会引发结核变态反应。然而,我国目前尚缺乏对结核变态反应性疾病的统一诊断标准,我通过多年的临床经验总结出早期结核菌感染的临床征象是:①经常乏困无力;②半声咳嗽,胸部不适;③经常感冒;④长期低热;⑤经常头痛;⑥消瘦,面色苍白。同时结合患者胸部 X 线片是否有陈旧钙化灶;既往是否有过确诊的结核病史;直系亲属中是否有确诊的结核病患者等判断患者是否因结核菌感染引发了变态反应。对此类有结核变态反应表现却缺乏可靠的实验室检查佐证的患者,治疗的要点不是杀灭结核菌,而是在提高机体抵抗力的同时抑制体内结核菌的活性,减轻因毒素释放引起的变态反应。

因此,对于此类结核变态反应所致发热患者,我在使用小剂量抗结核药物异烟肼或力克菲蒺治“因”的基础上,运用具有调节免疫功能的小柴胡汤合消瘰丸进行治疗,培本固元,不但解除了患者的痛苦,而且有效遏制了病情的发展。具体方药:柴胡、黄芩、半夏、党参、牡蛎、元参、浙贝、夏枯草、炙甘草、生姜、红枣。《伤寒论》中小柴胡汤为治疗少阳病的代表方,是和解之剂,体现八法中和法的正治法。和法即和解、调和,在祖国医学的历代文献中,"和"代表协调平衡,疏达和解,融合稳定的意思。小柴胡汤通过调理脾胃、疏达和解、调和营卫、畅通循环等方法促使脏腑气血的盛衰得到调整,矫枉而不过正,充分调动人体内在的抗病能力而使邪祛正复,气血复归于和平。而消瘰丸中牡蛎咸寒,育阴潜阳,软坚消瘰;元参滋阴降火,苦咸消瘰;浙贝母化痰消肿,清热散结;再配合夏枯草清热散结,共奏消瘰之效。该患者在中西医治疗一周之后,体温明显下降,一月之后,诸症消失。这就是证因同治的功效!

病例三:王某,男,11 岁。2006 年 5 月初诊。2006 年 2 月上感后出现低热等症状,体温 38℃,持续一月余。曾就诊于省城几家医院,化验:抗链"0":200、异形淋巴细胞 4%,余(一),诊断为病毒性感冒,予以抗病毒、消炎治疗,经大量使用抗生素及清热解毒中药,但均未有明显效果,只在周末休息时体温大体趋于正常。2006 年 4 月患儿又赴北京某医院住院检查,住院期间始终未发热,也未用药物治疗。出院诊断为:急性上呼吸道感染,强直性脊柱炎早期改变。患儿出院后又出现间歇性发热,体温波动于 37~39℃ 之间,高热往往在早晨出现,傍晚及夜间体温基本正常。患儿家属经人介绍,于 2006 年 5 月携患儿求治。诊见:患儿面色苍白,周身微微有汗,咳嗽,舌淡苔白,脉细数。自诉平素盗汗,且偏嗜肉食海鲜等肥甘之品。处方:黄芪 18g,元参 18g,银花 18g,当归 9g,牡蛎 12g,浙贝 6g,夏枯草 18g,麦冬 12g,五味子 5g,甘草 6g,10 剂,每日 1 剂,水煎服。此外,根据患儿平素易感冒,潮热盗汗,咳嗽,食欲不振,神疲无力等表现,初步判断为结核变态反应,给予抗结核药异烟肼 100mg/d 顿服。十日后复诊:咳嗽消失,高热未发,体温持续于 37~38℃ 之间,盗汗仍有,舌质淡红苔少,脉数。仍以上方加减治之,继服 10 剂。盗汗消失,体温恢复正常。

此患儿也是因为持续发热,未明确诊断病因,在经人介绍我擅长治疗发热性疾病之后,前来就诊。通过调查病史得知,他的饮食习惯与刘姓患者相同,也是从小偏嗜肉食海鲜等肥甘之品,平素易感冒。此外,面色苍白,咳嗽,潮热盗汗,食欲不振,神疲乏力,脉细数,类似结核病表现。西医也曾怀疑肺结核,但是胸片未显示结核病灶,故未使用抗结核药物。但是,和病例二患者相同,我依据他的病史和临床表现,初步判断为结核变态反应,给予异烟肼 100mg/d 顿服。中药以自拟门氏保元汤治疗。方中黄芪、元参为君,补中益气,养阴清热;当归养血活血,且黄芪、当归均为甘温之品,内含补中益气汤"甘温除大热"之义;银花、甘草清热解毒,且元参、银花皆为甘寒之品,性善滋润,合奏养阴清热之效。用于气阴两虚之虚热证,疗效甚佳。中西医结合治疗十日之后,咳嗽消失,高热未发,体温持续于 37~38℃ 之间。仍有盗汗,继以门氏保元汤加减治之,并嘱异烟肼坚持服用三个月。患者在此期间,曾因怀疑我的诊断,又赴北京某医院进行诊治,西医大夫看到患者的症状明显减轻,化验各项指标都趋于正常,因此,非常认可我的治疗方案。患者在确信不疑后,坚持服用异烟肼三月后,盗汗消失,体温恢复正常。

通过这三例不明原因发热的诊治过程,我们发现,病因学不仅仅是中医理论所讲的外感六淫、内伤七情和饮食劳倦,也要把现代医学一些客观的、重复率高、准确率高的认知内容纳入中医的病因学体系之中,从单一致病因素到多元的致病因素再到疾病的相加因素,综合考虑。疑难病往往是从单因素到多因素,再到疾病相加因素,是一个逐级变化的过程,因此,治疗时需要全面认知疾病的病因,证因同治。我诊治过的这些小患者们现在有的走入大学校门,有的已为人父母,步入中年,他们都和我成为了朋友,在生活中注意饮食有节,起居有常,并把这种健康观念贯彻在对后代的教育中,使他们的孩子具备了抵御疾病的能力。

谈到疾病的发生,其实,每个人患病的概率是相同的,但抵御疾病的能力各有不同。机体的抗病能力,西医称为免疫力,中医叫胃气。胃气需要依靠后天健康的生活方式,良好的饮食习惯而产生。中医临证,应识病为先,谨求病因,证因同治。治疗疾病真正取效的关键在于对疾病有深刻认识,对病因有正确判断,紧扣病因,从人体功能状态进行调节,辅以正确的健康教育和心理辅导。识病为先,证因同治,也充分体现了中医整体辨治的优势所在。

3. 恶性肿瘤

恶性肿瘤的发病原因,目前尚未阐明,仍在深入研究之中,但大量的临床观察和实验研究资料表明,许多因素与恶性肿瘤的发病有着密切的关系。现代医学研究从流行病学调查及实验资料证实,恶性肿瘤的病因可分为以下几个方面:外环境因素(包括化学、物理、生物等致癌因子),机体内环境因素(包括免疫功能、内分泌、遗传、精神因素等),以及饮食营养失调和不良生活习惯等。中医学对肿瘤病因的认识,归纳起来不外乎外因与内因。所谓外因者,主要指外界特别是大自然中的一切致病因素,如六淫邪气;内因则主要指机体本身所具有的致病因素,如七情内伤、饮食失宜、先天不足及脏腑功能失调等。肿瘤为外邪、七情内伤、饮食失宜、脏腑功能失调等多种病因综合作用使机体阴阳失调,经络气血运行障碍,气滞、血瘀、痰凝、毒蕴、湿聚等相互交结而成。由此可知,西医偏重于从微观、具体的因素认识肿瘤的病因,而中医则从宏观、抽象的理论出发,二者虽然侧重点不同,但都认为肿瘤的发生是多种致病因素综合作用的结果。

而从疾病相加因素学说的角度分析,恶性肿瘤的发生往往是从疾病单一因素到疾病多因素,再到疾病相加因素,是一个逐级加深的过程。以胃癌为例加以说明。胃癌的发生往往经历了从慢性浅表性胃炎到慢性萎缩性胃炎,再到肠上皮化生、重度不典型增生,直至最后癌变的过程。慢性浅表性胃炎的病因尚未完全明确,一般认为与感染、理化因素和自身免疫等多个致病因素有关。慢性浅表性胃炎的患者如果积极消除病因,如戒除烟酒;纠正不良饮食习惯,避免对胃有刺激的饮食,饮食宜软易消化,避免过于粗糙、过于浓烈的香辛料和过热、过冷饮食;并使用药物根除幽门螺杆菌,抑制胃酸分泌,增强胃黏膜的防御功能,则疾病可获治愈。而如果此类患者未能及时治疗,或病情缓解后依然饮食不规律,烟酒无度,长期精神紧张或情绪低落,则使浅表性胃炎转化为萎缩性胃炎,并进一步导致肠上皮化生、重度不典型增生,直至最后癌变。可见,恶性肿瘤的形成过程是一个物理、化学、生物、环境及文化等多个致病因素逐级相加的过程,在治疗时需要顾及疾病的每一个环节。下面举例加以说明。

张某,男,53岁。1999年8月初诊。患者因便血半年来诊。自诉近半年来时常大便带血,血色鲜红或暗红,量不多,有时即使大便正常,但检查便常规时,便潜血(十)。经腹部CT肠镜检查,均未发现出血病灶。近几日因进食生冷又出现便血,血色暗红,量不多。面色萎黄,神倦懒言,腹部隐痛,喜温喜按,舌质淡,脉细。辨证为脾胃虚寒,方用黄土汤,处方:制附子6g,灶心土20g,炒白术12g,黄芩6g,生地

15g,阿胶^{烊化}6g,炙甘草6g,7剂,水煎服,1日1剂。并嘱禁食生冷、辛辣及油腻食物。二诊:患者便血明显减少,腹痛已消,精神、饮食转佳,近日眠差,舌质淡,脉细。继以归脾汤7剂调理心脾,养血安神,以巩固疗效。三诊:患者便血已止,面色较前红润,精神、饮食及睡眠明显好转,舌淡红苔薄,脉细。再以归脾汤和六君子汤交替服用1月余,面色转佳,诸症消失,复查便常规(一)。1999年12月,患者自觉胃脘部隐痛,纳差,大便不畅,化验便常规,便潜血(+),舌质淡,脉细弦。以半夏泻心汤与归脾汤合方,制成散剂,早晚冲服。服药1个月后,诸症若失,复查便常规(一)。2000年6月,患者因工作劳累,应酬较多,未节制饮酒,又出现腹痛、便血之症,血色鲜红,量大。我凭着医生的直觉,没有给他开中药,而是让他详查病因。在山西某医院做腹部CT检查,结果示:回盲部占位,考虑恶性肿瘤。经外科手术切除肿瘤,并做病理组织学检查,确诊为小肠平滑肌肉瘤。此病恶性度非常高,患者术后以中药调理身体,维持了2年半时间,于2003年逝世。

该患者是我1999年回到山西工作后接诊的第一批患者,也是我在中医学院第一次讲座中谈到的病例,讲座题目是"一个个案引起的医学思考"。患者是一个企业家,平素工作压力大,生活作息不规律。1999年6月,他因便血半年,经人介绍找我治疗。他近半年来时常大便带血,血色鲜红或暗红,量不多,有时即使大便正常,但检查便常规时,便潜血(+)。经腹部CT肠镜检查,均未发现出血病灶。近几日因进食生冷又出现便血,血色暗红,量不多。他面色萎黄,神倦懒言,腹部隐痛,喜温喜按,舌质淡,脉细。这是脾胃虚寒证,我当时用黄土汤治疗,服药7剂后,患者便血减少,腹痛已消。继以归脾汤7剂调理心脾,养血安神,以巩固疗效。三诊时患者便血已止,面色较前红润,精神、饮食及睡眠明显好转,再以归脾汤和六君子汤交替服用1月余,面色转佳,诸症消失,复查便常规(一)。当时从中医证候学的角度而言,患者的疾病已经治愈。然而,1999年12月,患者自觉胃脘部隐痛,纳差,大便不畅,化验便常规,便潜血(+),舌质淡,脉细弦。我以半夏泻心汤与归脾汤合方,制成散剂,早晚冲服。患者服药1个月后,诸症若失,复查便常规(一)。2000年6月,患者新开了一家酒店,因新店开张,工作劳累,应酬较多,未节制饮酒,又出现腹痛、便血之症,血色鲜红,量大。他当时和我已经成为很好的朋友,急忙电话告知我,我凭着医生的直觉，没有给他开中药，而是让他详查病因。在山西某医院做腹部 CT 检查，结果示：回盲部占位，考虑恶性肿瘤。经外科手术切除肿瘤，并做病理组织学检查，确诊为小肠平滑肌肉瘤。在手术之后，他和我聊天时，才将近年来的生活境遇坦诚相告。原来近两年，他因生意投资失败承受了巨大的压力，长期心情抑郁，沉默寡言，经常借酒消愁。最近，又因新店开张，过度劳累，加之应酬较多，未节制饮酒，导致便血复发。从疾病相加因素学说分析，患者长期心情抑郁，导致气机紊乱，气滞则血瘀；加之嗜酒过度，脾胃运化失常，湿热蕴结肠道，气滞、瘀血、湿热相互交结；而劳逸不均，正气虚弱，正虚又难以祛邪，日久不化而成有形之积块。患者在初诊时，虽有便血症状，但经检查并未发现出血病灶，因此，我只是从中医角度辨证施治，中医药疗效显著，便血消失，从证候学角度而言，疾病治愈。然而，患者 1999 年 12 月便血复发，我仍然采用辨证论治的方法，却忽视了疾病是不断进展的，疾病的病程是逐级加深的。因为没有全程考察疾病，详细了解病因，所以，导致患者 2000 年 6 月再度因便血复发，才查出肿瘤病灶，然而，终因病情深重，为时已晚。患者在手术后凭着坚强的毅力与病魔斗争，维持了 2 年半时间，于 2003 年逝世。

美国癌症顾问委员会曾明确指出："1/3 的癌症可以预防，1/3 的癌症如能早期诊断可以治愈，1/3 的癌症通过治疗可以减轻痛苦，延长生命。"恶性肿瘤的三级预防备受医学界重视。一级预防也称病因预防，其目标是防止癌症的发生，是重要的"防患于未然"时期；二级预防又称临床前预防、"三早"预防，其目标是防止初发疾病的发展；三级预防又称临床预防或康复预防，其目标是防止病情恶化，解除痛苦和促进功能恢复。这位患者如果能在早期改变不良的生活方式，节制饮酒，保持乐观的情绪，有可能会有效地预防肿瘤发生。而作为医生，我在治疗这位患者时虽然辨证准确，疗效显著，但是在便血消失后，没有提醒患者定期复查，跟踪观察病情，未能早期发现肿瘤，延误了治疗时机，在疾病的认知上留下很大遗憾。虽然患者自始至终没有责怪我，在临终时还表达了希望女儿学习中医的心愿，但是，我却经常自责，心中留下难以弥补的遗憾。因此，现在我每诊治一位患者，无论是紫癜性肾炎还是恶性肿瘤，都要提醒患者定期复查。今天上午就有三位患者，一个是乳腺癌，一个是肾脏病术后，一个是肝硬化，我特意嘱咐他们要定期复查,动态观察疾病。此外,我还将"一个个案引起的医学思考"讲给每一届学生,既丰富了中医病因学的认知,也希望学生们引以为戒。作为医者,我们的认知范围不能只局限在中医的思维里,还应该借助现代医学的仪器检测、实验室检查和病理诊断技术,早期发现、诊断和治疗肿瘤。再为大家讲述一个病例。

刘某,男,55 岁。2002 年 3 月初诊。患者是我的朋友,因右胁肋部疼痛一月来诊。诊见:右胁肋部疼痛,寒热往来,不思饮食,口苦咽干,舌淡红苔薄,脉弦。经腹部 B 超检查,诊断为"胆结石"。我以小柴胡汤加味治疗。患者服药 7 付后,胁痛消失,继续服药一个月以巩固疗效。患者之后复查 B 超,胆结石消失。2003 年 9 月,患者右胁肋部疼痛复发,因其保留着我上次治疗胆结石的处方,所以,自己服用此方治疗,但服药周效,后找我诊治。我做体格检查时,发现他的右侧肋脊角有叩击痛,怀疑其罹患肾脏疾病,因此嘱咐他做肾脏相关检查,后经腹部 B 超检查,确诊为右侧肾结石。我以猪苓汤加石苇 9g、海金沙 9g、郁金 9g 治疗,服药 10 付后,疼痛消失,继服 20 付巩固疗效。一个月后,患者复查腹部 B 超,肾结石消失。然而,3 个月后,患者无明显诱因出现小腹部疼痛,伴腰腿疼痛,行走不便,就诊于骨科,诊断为腰椎病。我怀疑这个诊断,在为他做腹部触诊时,发现一处可疑肿块,随即让他详查病因。后经腹部 CT 检查,发现输尿管占位性病变。在省肿瘤医院行手术治疗时,发现肿瘤已转移。患者在生命后期依靠中药顾护脾胃,缓解疼痛,于 2004 年初离世。

分析这个病例,患者罹患肾结石,虽然在服用中药后排出结石,疼痛消失,但是,结石对尿路的长期慢性刺激导致输尿管上皮细胞损伤,加之随着年龄增长,细胞的基因突变率升高,以及其他一些因素,最终导致输尿管上皮细胞恶变,形成输尿管恶性肿瘤。因此,对于中老年患者,即使炎症或结石经治疗后消失,也应该定期复查,对于肿瘤才能做到早发现、早诊断和早治疗。作为医者,我们不能只看到治病有效的一面,还要不断地从治疗的过程中吸取经验教训,完善对疾病的认知。

综上所述,要成为一个医术高超、备受患者信赖的医生,前提是建构对疾病的规律性认识。对疾病的认知,最重要的是对疾病病因的探索。从病因学角度而言,疾病从单一的致病因素到多个致病因素,再到疾病的相加因素,是一个逐级加深的过程。从治疗学上讲,中医辨证论治有利于从证候学上治愈疾病,然而,在临床实践中,对疾病的诊断与治疗,需要全程考察疾病,探求疾病的病因。因此,中医临证,应识病为先,谨求病因,证因同治。作为医者,我们既要继承祖国医学对疾病的认识和治疗经验,也要结合现代科学知识,深入探索疾病的病因,抓住疾病的本质,兼顾患者的脏器与功能、整体与局部、宏观与微观、动态与静态等多层次变化,实施证因同治。

五、功 能 五 态

这一讲给同学们介绍的内容是我多年以来从疾病认知方面,对中医辨证论治体系以及对"证"的研究进行的一次整理和总结,也是我每年为研究生讲授的课程《经典导读》与《中医临证导读》中的重要内容,旨在启发思维,进而引导建构科学的以实践为主导,以方证为主体的临证思维方法。

(一) 功能态学说

"证"作为中医学基础理论关键问题与临床思维的核心对象,对其的研究一直是准确理解中医学的核心所在。目前,虽然学术界提出了多种研究思路与目标,在"证"实质的研究、证候诊断规范化研究以及证候与疾病的关系研究等方面也取得了一定进展,但迄今尚无成熟可行的研究结果。从目前研究成果的内容分析,几乎所有研究"证"的课题都是在识别和证明"证"的。对于证的认识缺乏理论上的突破,导致研究工作中的诸多困惑。有鉴于此,我多年来一直致力于"证"本质的研究,提出了功能态学说,为解除当前"证"研究所面临的困惑,继而为研究和建立新的证候研究模式提供一些思路。

1. 功能态学说简介

"证"是人体患病情况下的功能状态,简言之,证是功能态。所谓"功能态"亦即"整体功能状态",是人体在生理或病理条件下的整体反应状态。功能态,可分生理性和病理性两类,具体到证的内涵,特指患病前提下人体的功能状态。证的现行定义,是指依据四诊收集的证据,对疾病做出病因、病位、病性、病势及预后转归等方面的理论概括。深究其义,这种定义仅仅是对"证"的一种描述,而非证的内涵。

"证"是客观病理,具有客观实在性。原有理论既然不能深刻揭示其科学内涵,那么,证的本质是什么呢? 我通过多年临证体会及理论研究,明确提出"证"的内涵就是人体患病下的功能状态,简言之,证是功能态。以中医学中通行的证名为例,现在大多证名是用病因、病位、病性、病势等词语,或单个或组合的形式来描述和表达什么是"证",其本质是对人体某种功能状态笼统而形象的理论概括。作为实践的产物,思维活动的结晶,证是中医学特有的一个名词。对人体的功能状态的判别和调整是中医学诊治的核心内容,中医诊治疾病的过程就是识别和调整功能状态的过程,这是中医学认识疾病的特色所在。

疾病是有规律的,人体的功能状态是对疾病现象的宏观与整体的概括,是人体在患病时可以反映出来的最大的客观规律,而且人的这种功能状态是相对恒定并可以被识别与把握的,经得起检验和重复,中医之所以有效,还保持有顽强生命力的根本原因是由于它无论是在理论上还是实践上,都紧紧把握住了人体功能态这个核心,认识功能态,调整功能态,这是中医的成功,也是中医学认识疾病的科学所在。生命的复杂性决定了人类对疾病的认识将是一个非常漫长而坎坷的过程。在医学发展实际仍处于机械的经验医学水平时代的背景下,中医学正是由于选择了功能诊治这一途径,决定了它在医学理念与医疗实践中具有的不可替代性,这是中医学认识疾病的优势所在。此外,以功能态学说认识证,可以执简驭繁,有助于建构科学的思维,最大程度地避开中医文化遮盖的弊端,摆脱以往辨证过程中出现的"或阴或阳,或寒或热"等机械对应辨证模式的不足,这是提出功能态学说的现实意义所在。

2. 功能态学说的理论基础

中医学之所以会选择功能态作为自身认识诊治疾病的着力点并非偶然,不同的文化哲学背景与不同思维模式会塑就不同的医学发展方向。中医学对生命现象的认识是建立在元气论哲学本体论基础上的,这一点有别于西方医学的原子论。元气的概念、内涵是不可分割性,强调综合。这一哲学本体论使得中医学在其理论建构过程中放弃了对物质结构的深入探求,加之原有历史条件下,中国特有的"重道轻器"理念印象以及相对落后技术手段的限制,中医学认识疾病多不是从结构出发,而是在不破坏认识对象完整性的前提下从整体和动态的角度入手,大量地依赖于广泛联系的观物取象的类比思维模式,注重于通过外在"象"(症状)的观察分析来"司外揣内"。可以说,正是中医非结构性理论的建构,才使中医学获得了从功能状态把握疾病本质的特殊形式,这是提出功能态学说的理论基础。

3. 功能态学说在中医学辨证论治中的应用

辨证论治是一个动态的过程,"辨证"是"论治"的前提,"论治"是"辨证"的结果与目的,这其中,紧紧围绕的核心内容便是"证",即功能态的变化。中医诊治疾病的过程就是识别和调整功能状态的过程。作为中医学主要特点之一,对辨证论治这一过程进行深入剖析将有助于我们加深对功能态学说的理解和应用。中医辨证的核心就是判断人的整体功能状态,中医辨证的过程即是识别功能状态的过程,或者说是功能诊断的过程。对"证"独特的认识决定了中医学独特的"辨"的内容,换言之,在中医学的辨证思维里,只要有助于判别人体功能状态的信息均被纳入其中。辨证不仅仅局限于患者自身症状反应,也侧重从人与自然的整体统一性和人与社会的和谐一致性的角度来分析、认识疾病,也只有这样才有助于最终对其功能状态做出全面而准确的判断,这一过程使得中医学对疾病的探知范围无疑变得更为广泛而深入细致。

"论治"是"辨证"的目的。明确了功能状态,在辨明功能态的前提下再进一步施治,治疗时就可有的放矢,灵活施治。需要强调的是,中医论治并不是针对特定症状,使用单一的药物,而是针对整体功能态进行综合性干预,非常注重患者自身功能状态作用的发挥,以调整患者自身功能状态达到常态为治疗旨归。既然是调整,则治疗手段就不局限于方药,只要有助于人体功能状态的恢复的方法都可以应用,中医学中蕴含着大量丰富而灵活的治疗理念与方法都可以成为调整功能态的手段。实际上,无论是内服药物,或是外敷、熏蒸、药浴等,还是非药物疗法的针灸、推拿、刮痧、拔罐等,包括必要的心理疏导,所有这些都是在调整人体功能状态,提高人体自身调节水平和自然愈病功能,从这个意义上讲,中医治病疗法可称之为"功能疗法",此疗法历来不仅重视病,更重视病的人,重视体质,重视营养,重视阳气等。中医的药物没有一味是单纯消灭细菌和病毒的,但是按规律组成的方用于人体便可以治疗疾病,这其中的奥秘在于中药调整或加强了人体的功能,人体的整体功能提高了,人体自身抗病能力及自愈能力也提高了,疾病自然可以治愈。在辨证论治这一过程中,一定要保证功能状态(证)与治疗方法(方)间存在有规律性的对应性关联,即"方证对应",中医"辨证"是辨为某一特定的功能态,中医"论治"针对的也是这个特定的功能态。经过几千年人体实践,无数次的临床摸索,中医逐步找到调整功能的有效办法,这正是历代中医学家临床取效的根源所在,必须承认,这其中属于经验的成分居多,但这也正是我们今天强调"方证经验"宝贵性的原因所在,因为离开论治的实践部分,单纯的功能判断将只能沦为无用的理论空谈,甚至中医学的理论都将陷入虚无。所以说,方证对应的内在关联性是运用功能态学说的关键所在,从这个意义上讲,功能状态判断的结果才会有现实的临床意义。

(二) 功能五态

中医学最初认识和治疗疾病是从症状开始的,一个单发的、发作频率比较高的症状,或来自于主诉,或来自于医生的观察,运用相应的药物对其进行治疗,这种对单一症状的治疗经验称为药症经验;时间久了就围绕这个主诉或主症而形成一系列对病因和病机的认识,并围绕疾病的病因、病机和症候群展开综合治疗,逐渐形成了方,方的内涵很深,看似几味药的配伍,却蕴含着长期的医疗实践。所以,方的形成和方的文明,标志着中医进入了一个复杂经验的成熟时期,是中华民族留给人类的一份宝贵遗产。随着方的形成,中医治疗疾病,不再是单一的药症关系,而逐渐演绎成方证关系。

可见,中医药从原始的简单药物实践,到对疾病症状规律的观察,到最终形成对疾病的认知,在这个认识疾病的过程中,方证经验是基础,传统中医的辨证体系也原本是在方证经验基础上的一种认知。然而,后世医家为了方便记忆,在辨证体系中引入了阴阳、五行等哲学概念,于是有了诸如阴虚、阳虚、气虚、血虚等证的概括性词汇,并逐渐用阴阳五行理论和藏象学说诠释疾病,指导用方。目前的中医学教材就遵循了这样的模式,这样的模式知识系统,理论全面,好学习,好掌握,便于记忆和考试,却不适用于临床;这样的模式将辨证论治变成了一种数字的、概念的、对应的思维,使中医偏离了其核心元素"方证经验";这样的模式把中医变成了"无证之方,无方之药",在很大程度上削弱了中医的生命力。因此,无论是八纲辨证,还是六经辨证、卫气营血辨证,都不能独立于方证经验之外。任何辨证脱离了方证经验,均会流于形式,失去临床价值,成为文化存在;而有了方证经验,就有了疗效,有了对疾病的了解,才有可能创造出更好的经验,这就是中医方证经验的核心内涵和它的生命力。

方证经验的核心是它的理性思想,它具有长期以来对疾病规律的认识,这个认识都在"证"上做学问。证的内涵是人体患病下的功能状态,辨证就是中医通过症状规律判断人体的功能状态。任何疾病从单一症状到病因治疗,最终都会在中医学上形成对人体功能状态的了解和治疗。功能态学说是我多年来形成的对中医证候研究的规范化认识,人患病时的功能状态各有不同,因为教学需要,我把它概括和归纳为功能五态,即功能不足态、功能衰微态、功能不调态、功能阻滞态和功能失常态,以便于同学们理解和记忆。

1. 功能不足态

中医的藏象学说是一种取类比象,一种功能比附,并不是现代医学视野中实质的脏器,因此,中医学对人体不是从结构出发,而是以气的学说、整体的功能进行评价,这也是中医常强调的整体观和天人相应观,所以,对功能不足的认知,早已有之。《素问·评热病论》云:"邪之所凑,其气必虚","邪",泛指各种致病因素;"气",是指正气、胃气,人体素有的抵御疾病的能力。只有在人体正气虚弱,防御能力低下时,外邪才能乘虚而入,使人体脏腑经络功能紊乱,阴阳失调,从而导致疾病的发生。因此,正气虚弱,即功能不足是疾病发生的根本原因。早期中医药正是在"功能不足"这一认知的指导下克服了饥饿、寒冷、伤痛等病症,产生了大量经验,丰富着中医的方证与疗效。之所以把功能不足态列为功能五态中的第一态,就是因为它贯穿了所有的疾病。

2. 功能衰微态

功能不足的直接重症态就是功能衰微态。功能衰微也叫功能衰竭,但与现代医学的器官功能衰竭并不对等。现代医学的器官功能衰竭也是一种功能评价,根据患者的生命体征和化验指标有相应的诊断标准,而中医学的功能衰竭则侧重于对病情和病程的认知,急性病或外伤所致病情危重的患者可称衰竭,久病不愈的患者也可以称为衰竭。久病必损伤人的主体功能,阳气微弱,因此,与功能不足态相比较,功能衰微态是一个渐进的过程。

3. 功能不调态

中医学认为,人体是一个统一的有机整体,各脏腑密切联系,如脏腑的气血阴阳表里关系,脏腑的生克制化关系等,它们相互配合、相互协作、相互制约,共同维系着机体的生命活动。中医理论不仅注重脏腑各自的生理功能,而且非常重视脏腑之间的功能协调与联系,强调这种联系与协调关系着健康与疾病。人体各脏腑之间在生理上密切联系,在病理上相互影响。脏腑气血阴阳失调,生理功能紊乱则必然导致疾病的发生。因此,功能不调,包括阴阳失衡、表里失和、气血不调、营卫不和等,是人体患病时常见的一种功能状态。

4. 功能阻滞态

功能阻滞态是指邪气壅盛而正气不虚,正邪交争,导致脏腑及气血功能阻滞,不能发挥正常的生理功能,如阳明热结证,为热邪与肠中燥屎相结,阻滞了阳明气机,导致胃肠积热,临证多选用大承气汤、小承气汤、调胃承气汤、大柴胡汤等方药;瘀热互结证,火热毒邪壅于血分,搏血为瘀,致血热、血瘀两种病理因素互为搏结,临证可选用桃核承气汤等方药;表里俱实证,肌表营卫和脏腑气血俱见邪实征象,临证可选用防风通圣散等方药。

5. 功能失常态

功能失常态是一个变化当中的状态,也可以称为功能变态,是不能囊括于功能不足、功能衰微、功能不调和功能阻滞态中的一种特殊的功能状态。现代医学变应性疾病患者的状态就是一种功能失常态,如过敏性紫癜、变应性鼻炎、过敏性哮喘及特应性皮炎等,这类患者由于感受外邪、饮食偏嗜或劳逸不均导致气血失衡,阴阳失调,从而导致疾病的发生。之所以称之为变化当中的状态,是因为患者如果注意调摄,避免外邪侵袭,饮食均衡,生活作息规律,或运用药物来纠正体内偏态,则人体功能可恢复正常。

（三）功能五态之方证举隅

1. 功能不足态

对于功能不足态,顾护人体的正气是主要的治疗原则。因此,治疗这类疾病的代表方剂有桂枝汤、四君子汤、小建中汤等。

（1）桂枝汤

桂枝汤是治疗功能不足态的代表方剂,为仲景群方之魁,冠太阳病众方之首。在《伤寒论》《金匮要略》中,以桂枝汤为基础加减的方剂就有三十多则,可见此方在治疗外感和内伤的许多病证中,有着重要作用。太阳中风原本就是对功能不足的一种认知,中风表明病因是感受外邪,而体质虚弱、功能不足才是发病的根本原因。我的父亲门纯德先生在临证中擅长使用桂枝汤,他认为此方既可以治疗太阳中风表虚证,对许多内伤杂病也有很好的疗效。1979 年,他在《山西医药杂志》上发表了一篇文章《桂枝汤的临证应用体会》,讲述了在外感表虚证和妊娠反应、慢性疮痍、神经官能症等杂证中灵活运用桂枝汤取效的经验,获得了中医同仁的一致肯定。父亲曾对桂枝汤的来源做过考证,发现桂枝汤原名叫阳旦汤,仲景在《金匮要略》中也有阳旦汤的记录。阳旦汤最早是道家的养生方。何为阳旦? 阳旦是指红日初升。之所以取名阳旦汤,是指服用此方后能升发人体阳气,发挥辛温解表、祛邪外出、调和营卫的作用。因此,作为当时道家的养生之方,很多人可能每日清晨喝一碗桂枝汤,一整天气血温运,营卫调和,不易感受风寒之邪。其实道家在早期,擅长方术,多讲养生,后来君王为了追求"长生"才炼制丹药,因为这是君王的需求,要有别于百姓,于是就不用植物药了,而是掘取大自然的精华之品——矿物。实事求是地说,炼丹也创造出了很多文明,例如火药就是最初在唐代道家"伏火"实验中孕育出来的,但是丹药也产生了很多负面影响,久服会产生毒副作用。当然,朱砂等矿物药只要注意剂量与疗程,就可以使用。实践出真知,在中医药浩瀚的历史中,久经实践考验的药物和方剂才是最安全、最可靠、最适合人体的。桂枝汤就是普遍适用于体质虚弱、功能不足者的一首经方。举例加以说明。

杨某,女,40 岁。因感冒一月余来诊。诊见:咳嗽,痰白,疲乏,自汗多,食欲不振,感冒状态持续不减,手足不温,舌红苔白,脉数。处方:桂枝汤加味。方药:桂枝 9g,生白芍 12g,苏子 9g,款冬花 9g,炙甘草 6g,生姜 3 片,大枣 4 枚,6 剂,水煎服,1 日 1 剂,嘱服后饮热稀粥。服上方后咳嗽、自汗明显减轻,白痰减少,疲乏缓解,精神转佳,感冒状态已明显好转,仍咽痒,眠差,不欲饮食,舌红苔白,脉数。处方:六君子汤加味。方药:党参 9g,炒白术 9g,茯苓 12g,陈皮 6g,姜半夏 4g,苏子 9g,冬花 9g,炙甘草 6g,五味子 6g,生姜 5g,大枣 9g,水煎服。服此方 10 剂之后,诸症消失,调理而愈。

此患者属于外感表虚证,故以桂枝汤调和营卫。桂枝汤药味虽简,配伍却十分精当。方中桂枝辛温色赤,可入心经,温经通阳达表,以兴卫分之阳;白芍入肝,有滋阴养血、敛阴和营的作用,与桂枝相配,一面可奏调和营卫之功,一面又可救桂枝辛燥走散之弊;生姜之辛,助桂枝以达表;红枣之甘,辅白芍以和里。同时,生姜可直接健胃,间接助卫;红枣可直接健脾,间接助营。桂芍相须,姜枣相得,刚柔相济,其效益彰。甘草甘平,既调和诸药,又和解表里。配伍苏子、款冬花,理气化痰,宣肺止咳。妙在服药后饮热稀粥,既能以谷气鼓动胃气,又能以热力增强药力,可起安内攘外之功。故将桂枝汤称为"调和营卫"之剂,真乃恰如其分。

当然,桂枝汤不仅能治疗外感表虚证,而且对内伤杂病也有较好疗效。桂枝汤配伍严谨,组方有度,表证得之为解肌和营卫,里证得之为化气和阴阳。外感诸证用桂枝汤,辨证多从风寒表虚入手,注重体质素虚和脉象浮缓的病证特点;内伤杂病用桂枝汤,辨证多从营卫不和着手,注重胃气素虚,阴阳气血失调的特点。各类杂证虽然病因病机复杂,但若以阴阳气血营卫不和为要者,皆可通过桂枝汤予以调和,使人阴平阳秘,生机旺盛。

(2)四君子汤

"君子",古时泛称才德出众之人。清代名医张璐云:"气虚者,补之以甘,参、术、苓、草,甘温益胃,有健运之功,具冲和之德,故为君子。"四君子汤中四味药物皆平和之品,不热不燥,补而不峻,功专健脾和胃,以受水谷之精气,而输布于四脏,一如君子有成人之德也,故名"四君子汤"。此方最早见于《太平惠民和剂局方》,是功能不足态的代表方剂之一,具有益气健脾之功效,主治脾胃气虚证,凡因脾胃气虚,运化乏力,有面色苍白、四肢无力、语声低微、不思饮食、肠鸣泄泻、舌淡脉弱之症者均可应用。方中人参为君,甘温益气,健脾养胃;臣以苦温之白术,健脾燥湿,加强益气助运之力;佐以甘淡茯苓,健脾渗湿,苓术相配,则健脾祛湿之功益著;使以炙甘草,益气和中,调和诸药。四药配伍,共奏益气健脾之功。举例加以说明。

杨某,男,50岁,2016年5月26日初诊。患者于4月29日行胃癌切除术,保留三分之一胃部,病理示印戒细胞癌,未化疗。术后初起定时胃痛,程度一般,以胀痛为主,多在餐前发作,餐后胃痛可好转,食欲不振,自诉进餐是"完成任务",大便2～3次/日,尚成形,神疲乏力,舌质淡红,苔薄白,脉沉细。处以四君子汤加味:党参10g,炒白术10g,茯苓10g,苏子10g,冬花10g,甘草5g,13剂,水煎服,2日1剂。并建议患者在肿瘤专科化疗或靶向治疗,患者诉专科病理后未建议化疗。6月23日二诊,患者精神较前明显好转,面色较前有光泽,自诉食欲明显好转,总觉馋肉,疲乏减轻,大便已成形,2～3次/日,不伴腹胀腹痛,汗多,舌质红,苔薄白,脉细。处以六君子汤加苏子、冬花,14剂,水煎服,2日1剂。7月21日三诊,患者自觉近期天气转热后,疲乏无力较前加重,懒散,不想动弹,气短懒言,纳差,稍腹胀,舌体胖质淡红,苔薄白微腻,脉沉细,左脉尤甚。处方以五味异功散加味:党参10g,炒白术10g,茯苓10g,陈皮5g,苏子10g,冬花10g,枳实5g,五味子5g,甘草5g,15剂,水煎服,2日1剂,晚餐前温服。

此患者是我在深圳工作室接诊的一位胃癌术后病人。岭南湿地,入伏而湿邪益盛,脾胃不足者病情多有加重,少气懒言息惰更甚,其治当以燥湿健脾为主,当以香砂六君子汤,然木香、砂仁之品,虽为健脾燥湿行气之佳品,但却有伤阴耗气之弊,遂处以轻剂四君子汤,六君子汤,五味异功散合苏子、冬花以运脾除湿,宣利肺气,健脾而不伤正,取得了显著的疗效。

(3)小建中汤

《金匮要略·血痹虚劳病脉证并治》云:"虚劳里急,悸,衄,腹中痛,梦失精,四肢酸疼,手足烦热,咽干口燥,小建中汤主之。"小建中汤是仲景治疗虚劳里急的主方,何谓虚劳里急?"虚劳里急"为体内阴精阳气俱不足。尤在泾说:"欲求阴阳之机者,必求于中气,求中气者,必以建中也。"此方为温建中脏而设,故名"建中"。东汉末年,战乱频仍,百姓流离失所,饥寒交迫,小建中汤在当时是一个家喻户晓的方子,以补脾为主,温建中阳而兼养阴,和里缓急而能止痛。举例说明。

阎某,男,60 岁。因腹痛 16 年余来诊。诊见:脐上一寸间断性腹痛,疼痛发作无规律,腹痛时手脚不温,不能进食,温按则痛减,在多家医院检查,未发现器质性病变。身体羸弱,面色无华,不伴口干口苦、便血、嗳气等症。舌淡红苔薄,脉弦。此为虚劳里急,以小建中汤原方治疗,处方:桂枝 9g,生白芍 12g,炙甘草 6g,饴糖 30g,生姜 3 片,大枣 4 枚。10 剂,水煎服,2 日 1 剂,晚饭前温服。服上方后腹痛发作次数明显减少,程度明显减轻,面色较前转佳。效不更方,继服上方 10 剂,以观后效。

此患者为虚劳里急之腹痛,故以小建中汤温中补虚,和里缓急以止痛。方中以甘温质润之饴糖为君,温补中焦,益脾气,缓急痛;辅佐以炙甘草、红枣,增强其甘温益气健脾之用。与辛甘温的桂枝、生姜相伍,起辛温补阳之用;与白芍同用,有酸甘补阴缓急痛之效。且桂芍相伍,调和营卫,姜枣同用,调补脾胃。六药配伍,于辛甘化阳之中,又具酸甘化阴之用,共奏温中补虚,和里缓急之功。中气建,化源充,则五脏有所养,里急腹痛可除。

再谈一下桂枝这味药。我父亲临证时惯用桂枝,他常说:"我这个医生,离开桂枝就当不成。"父亲指出古之桂枝、肉桂不分,宋元以后渐分为二。桂枝其味辛而甘,本具解表温经之功,然若配伍精妙,却兼有制悸、平冲、温补中焦、化气行水、理气、活血、通脉等多种效用。如张仲景用小柴胡汤加桂枝,取其和营解肌之力;四逆散加桂枝是制其动悸;防己黄芪汤加桂枝是制其奔豚;理中丸加桂枝是平其肾气;在去桂加术汤后注曰是取其利尿;小建中汤加桂枝是取其温补。此外,桂枝茯苓丸用之取其治血消积。父亲还常以桂枝配龙骨、牡蛎,以平冲逆;配党参、白术温补中焦;配麻黄、杏仁解表定喘;配附子振奋元阳;配红花、丹参活血行血;配黄芪、白术、茯苓行水利湿;配生姜、伏龙肝、半夏止呕温胃;配芍药治经闭;配柴胡理气疏肝。一般外感病与内伤杂病,如痰喘、咳嗽、水肿、胃痛、痹证、心悸、怔忡、月经不调、痛经以及便泄下利等,均广泛使用桂枝,而疗效颇佳。特别在冠心病治疗上,不仅阳虚痰浊型偏用桂枝,气滞血瘀型亦常用之,常于宽胸化浊、活血理气之药中配伍使用,如此则可减少阴药之塞壅。

2. 功能衰微态

功能衰微态患者,振兴人体功能是主要的治疗原则。因此,治疗这类疾病的代表方剂有四逆汤、附子汤、麻黄附子细辛汤等。

(1)麻黄附子细辛汤

麻黄附子细辛汤是功能衰微态的代表方剂之一。《伤寒论·辨少阴病脉证并治》云:"少阴病,始得之,反发热,脉沉者,麻黄细辛附子汤主之。"少阴病,是里虚寒证,发热属表证。素体阳虚,又感受风寒,里阳不能协应,故有脉沉发热之症。仅从表治之,阳气随汗外泄,必至亡阳;若仅从里治之,恐使表邪郁内,故以麻黄附子细辛,温阳而解表。方中麻黄辛散解表,使表邪由汗而解;附子兴阳温经,既助麻黄辛温之力,又解里寒之乘;细辛辛温走窜,为少阴表药,内助附子以兴阳,外助麻黄以解表,三药合用,于温阳中促进解表,于解表中不伤阳气。临证者若不解其理,"发热"之症,投治于寒凉,误人不浅。此方此症,正是"阳症阴脉"之范例,若用之得当,常可救治危难。

父亲一生成功救治过多例急危重症患者,然而,他也常常回忆起自己二十岁时在河北蔚县的一例失治误治病例,并反复叮嘱要写进《名方广用》中。那是一位自张家口抬回的二十六岁的男子孟某,已高热一月余,经张家口诸医救治未效,患者已虚弱至极,形体消瘦,四肢厥冷,欲寐不寐,脉搏沉而难以触及。此证本属阳虚外感,若用麻黄附子细辛汤,尚可有一线生机,但父亲当时按四时外感论治,误用九味羌活汤进行救治,患者次日一早,便合目西去。此后数十年间,他若一思之,犹有余恸,经常愧悔叹曰:"此未读张仲景书之过也。确应为戒!论仲景之术精湛,确须过人天分,我本人乃中中之材,几十年来,之所以取得了一点经验,皆凭借着多读、多记,把自己的和别人的教训时刻铭心,学人之长,断以律己,多多实践而已。"下面是《名方广用》记录的又一案例,也是我的亲身经历,这个案例让我对父亲的话有了更深的理解。

王某,山西朔州平鲁县人,女,一岁零十一个月,罹患腺病毒性肺炎。患儿高热、咳喘、时而抽搐已二十余日,病情危重,医院大量使用抗生素,并予以物理降温、输血输氧,体温仍一直持续于 $39\sim41℃$,医院各项治疗措施已经无法遏制患儿病情的恶化,因而向其父母下达了病危通知书。患儿病情危重，医院力邀父亲会诊。诊见：患儿高热、咳喘急促，呼吸困难，面色苍白，面微肿，口唇发绀，神志朦胧，舌质淡苔少，触其手足厥冷，脉极沉而细，指纹青紫。《伤寒论·辨脉法》云："凡阴病见阳脉者生，阳病见阴脉者死。"此患儿是阳病阴脉，为大逆，也就是一种危证。父亲分析：小儿形气未充，脏腑娇嫩，感受外邪，传变较快。此患儿感受寒邪发热后，因酒精、冰袋用之过多，冰伏其邪，寒邪闭郁于表而发热，寒邪闭肺而咳喘，寒邪入里而损伤真阳，故此时应兴阳祛寒，放胆治之，方可有一线生机。于是，他根据《伤寒论》少阴病一篇的条文"少阴病，始得之，反发热，脉沉者，麻黄附子细辛汤主之"，大胆地开出麻黄附子细辛汤以兴阳解表，温经发汗。当时处方如下：麻黄3g、细辛1g、附子3g，1剂，水煎服。方子一开出，当时在场的弟子和医生面面相觑，此高热之证竟用大辛大热的"附子"，岂不是推波助澜，火上浇油？看出他们的疑虑与担心，父亲加重语气道："毅然决然，毫不含糊，麻黄附子细辛汤"，进而解释道："《伤寒论》曰：'少阴之为病，脉微细，但欲寐。'此患儿诸症皆备，属于少阴病范畴。仲景早就告诉过我们，发热而脉沉之少阴病，非麻黄附子细辛汤不能取效。四肢厥冷是心肾阳虚的表现，此方用附子扶心肾之阳，再拿细辛通百脉，将阳气运于四肢，在附子、细辛确保阳气的基础上，再使用麻黄发汗祛邪以解热。如果单用麻黄，没有附子保护心肾阳气，则势必会汗出而亡阳。此三药相互为用，缺一不可。当然，小儿之病，变化迅速，先服头煎药，估计服后可能会出点汗，过了午夜十二点可能热势消退，明天早晨二煎药不要服，先告诉我一声，我根据病情发展再做定夺。"一番话说得在座的医生和弟子们心服口服，急忙按方煎药准备鼻饲。第二天清晨七点左右，患儿家长匆匆忙忙来到我家，欣喜告之昨晚服药后，晚九时许手足转温、头身微汗出，夜十二时许体温降至37.5℃，今日清晨体温是36.5℃、喘促渐平，并问二煎药可服否？父亲亦感欣慰，意识到此乃阳气已复、表邪已解之征，但考虑其肺气尚未恢复，故嘱其将二煎药服后，再服"生脉散"加芦根、黄芪、玉竹1剂。后又处以党参、白术、茯苓、甘草、黄芪1剂，患儿终病愈出院。

清·林珮琴于《类证治裁》自序中说："司命之难也，在识证；识证之难也，在辨证。"父亲也认为欲求病之"本"，功夫全在识证。若切能"求"之，须先"识"之。识之为阴为阳，为虚为实，为六淫，为七情；辨之在表在里,在经在络,在脏在腑,不同揣度,贴切病机。他尝谓:"医如弈,一子走不好,常掣动全局,弄得不好就满盘皆输。倘若一方一法掌握好了,常可使胜券在握。故必须胸怀全局,运筹帷幄,如果犯虚虚实实之戒,确可贻害人命。"所谓"证"的辨识,其实就是对患者功能状态的判断。无论是孟姓患者,还是王姓患儿,都是处于生命垂危的功能衰竭状态,此时若能对患者的功能状态辨识准确,就有可能减少九味羌活汤这样的误投。正是基于此,我结合父亲的经验和自己多年临床实践,提出了功能五态的概念,希望大家能把握"证"的内涵,建构以方证为主体的临证思维方法。

(2)四逆汤

四逆汤是功能衰微态的代表方剂。《伤寒论》388条曰:"吐利汗出,发热恶寒,四肢拘急,手足厥冷者,四逆汤主之。"389条曰:"既吐且利,小便复利而大汗出,下利清谷,内寒外热,脉微欲绝者,四逆汤主之。"寒邪深入少阴,肾之阳气衰微,阴阳之气不相顺接,故出现"肢厥""大汗""吐利""脉微欲绝"等阳气暴脱之证,此时非大剂辛热不足以回阳救逆。四逆汤以附子、干姜和炙甘草配伍而成,方中附子兴阳逐寒,通行表里;干姜温中祛寒,助附子伸发阳气;附子、干姜同用,其性峻烈,故以炙甘草益气温中,缓附、姜辛烈之性,兼以顾护胃气。三药相伍,共奏回阳救逆之功。下面给大家讲一个我亲历的故事。

那是1986年的秋天,父亲去世不久,家人心情不好,情绪都很低落。我的姐姐当时因为工作调动,即将辞别大同的亲人,和姐夫一起回京。姐姐平素脾胃虚弱,又因为当时交接工作,收拾行李,身体劳累,加之父亲去世,心情沉闷,那段时间整体状况非常不好。一天,我在学校(大同医专)上班,姐夫突然出现,焦急地告诉我:"你姐姐休克了,怎么叫也叫不醒,你快去看看吧!"我听后非常担心,急忙和姐夫赶赴姐姐家中。到了家里,只见姐姐半卧于床上,呼吸微弱,四肢厥冷,把脉却摸不到脉,无论怎么呼唤,她都不醒。此乃心阳衰微之危证,急当回阳救逆!限于当时的医疗条件,没有120紧急救援途径,自己找车送医院怕来不及,只能尝试用中药挽救这种危急情况。幸运的是姐姐家门口有一个父亲的学生开的药店,于是我急忙开了四逆汤:生附子、制附子各6g,干姜9g,炙甘草6g,让姐夫赶紧去抓药,我在家中准备酒精炉。几分钟后,姐夫抓回药,他抓了两付,我就把两付药同时倒入砂锅中,急忙开始煎药。按道理附子要久煎,但因为时间来不及,头煎勉强煎了20分钟,我就倒出一些,开始给姐姐喂药,并嘱咐姐夫继续二煎。我扳开姐姐的牙齿,一勺一勺地喂药,同时呼唤着她,并拍打她的咽部,让她慢慢咽下汤药。姐姐平时很信服我,前几天还在吃我的中药调理脾胃,她虽然还没有完全恢复意识,但是在我的拍打下慢慢地咽下了汤药。头煎药缓缓喂下之后,姐夫把二煎药也熬好了,我就努力让姐姐把二煎药也喝完了。然后,我就静静地守着她,观察她的变化。约五十分钟后,我开始能摸到姐姐的脉了,我再尝试着呼唤她,只见她长吁了一口气,随之流下眼泪,之后四肢也逐渐转温,这是心阳恢复之象,人已转危为安。

这个故事姐姐经常讲给她的孩子和朋友们,说危急时刻是四逆汤救了她,这是她自己的切身体会。我之所以敢于运用四逆汤救治心阳衰微的姐姐,是因为来源于父亲的经验。《名方广用》中记载着父亲给江姓参谋长治疗冠心病导致的心阳衰微证,就是用的通脉四逆汤。父亲救治心阳衰微的患者用附子往往是生制各半,我也继承了这一经验,给姐姐用四逆汤,是我生平第一次用生附子。需要注意的是,对于阳气暴脱者,应急亟引火归源,仲景多以生附子,但必与干姜相伍,因此,四逆汤中生附子和干姜必须同用。通过运用四逆汤,我体会到中医胃气和生命一体化的问题,正如《素问·平人气象论》所云:"平人之常气禀于胃,胃者,平人之常气也。人无胃气曰逆,逆者死。"胃气就是在这里体现出来的。因此,无论心阳虚衰还是肾阳虚衰,其核心都是无胃气。正如疾病危重期出现的真脏脉,无胃、无神、无根,其实质是病邪深重,胃气已败的征象。所以,仲景时代所谓的"逆",不单纯指四肢厥逆,微循环障碍,更是阳气欲脱,胃气将绝的表现。对于肢厥、吐利、脉微欲绝或脉象微细的患者,可能根据主症与脉象辨证为心肾阳虚或脾肾阳虚,这又是一种数字对应,其实危重病人五脏之阳气俱衰,此时胃之本体现得尤为突出。四逆汤中附子、干姜和炙甘草三味药,都是作用于阳气,作用于胃气的。在姐姐苏醒之后,我后来又用理中汤(方中用红参)为她顾护脾胃,姐姐逐渐恢复健康,顺利赴京工作。用四逆辈方药救治功能衰微态的故事还有很多,临床工作者大多会有这方面的经验和体会,这一状态临床并不乏见,且生死攸关,值得引起我们的重视。

(3)附子汤

附子汤也是治疗功能衰微态的常用方剂,由附子、人参、白术、茯苓和芍药组成。分析其药物组成,可知此方有两组药物,一组是附子、白芍,附子益火兴元阳,温经散寒;配以芍药养营和血,以益肝阴,缓解附子温燥之性。一组是白术、茯苓和人参,人参大补元气,生化气血;茯苓健脾利湿,兼益心气;白术益气健脾,祛寒除湿。所以,附子汤是脾肾两补的方剂。不同于阳气暴脱用生附子回阳救逆,对于阳气虚衰者,仲景多以制附子兴阳温运,缓缓补之。临证如何辨识功能衰微态呢?"颜面苍白,不欲饮水,脉象沉细,四肢厥冷"为功能衰微态的四大特征,凡有这些征象的患者,以附子汤加减治疗,往往收效甚捷。举例加以说明。

薛某,女,55 岁,肝硬化患者。2013 年 3 月 3 日首诊。患者罹患慢性乙型肝炎多年,一直服用博路定(恩替卡韦片)和代丁(阿德福韦酯片)抑制乙肝病毒复制,但效果不佳,近期复查乙肝病毒 HBV-DNA 9.24×10^6/ml。去年确诊为肝硬化,腹部 B 超示:肝脏慢性弥漫性损害,脾大,腹水,胆囊壁较厚。诊见:面色苍白,恶寒,手足厥冷,口苦,不欲饮水,食欲不振,腹部胀满,神疲肢倦,牙龈出血,舌黯红苔少,脉沉细。此为功能衰微态,以附子汤治疗,处方:制附子 6g,生白芍 15g,党参 9g,炒白术 12g,茯苓 15g,远志 6g,生姜 3 片,10 剂,水煎服,2 日 1 剂,晚饭前温服。并嘱咐服用三七粉。2013 年 3 月 24 日二诊:服用上方后腹胀消失,精神、饮食明显好转,牙龈出血减少,手足较前转温,仍有恶寒。舌黯红苔少,脉沉。效不更方,仍以附子汤治疗,方药:制附子 6g,生白芍 18g,党参 9g,炒白术 12g,茯苓 18g,远志 5g,生姜 5 片,10 剂,水煎服,2 日 1 剂,晚饭前温服。并嘱咐继续服用三七粉。三诊时已不恶寒,手足转温,精神、饮食明显好转,面色转佳,继以胃苓汤和香砂六君子汤扶助胃气。一月之后,复查腹部 B 超,腹水消失。

肝硬化属于慢性肝病,病因病机复杂。肝硬化腹水患者往往病程漫长,损伤阳气。该患者就是典型的功能衰微态病人,"颜面苍白,不欲饮水,脉象沉细,四肢厥冷"功能衰微态的四大特征兼备,故用附子汤振奋阳气。因为患者同时有腹水等阳虚水泛的表现,所以在原方基础上加生姜,即附子汤和真武汤合用,收到了满意的疗效。

3. 功能不调态

功能不调态的治疗方法主要是和法,代表方剂有小柴胡汤、逍遥散等。

(1)小柴胡汤

小柴胡汤是治疗功能不调态的代表方剂,"小"字是仲景的妙用之笔。张仲景喜欢用药物为方剂起名,且常常在药物名字前加一个字,汉代文化用字很巧,比如小柴胡汤的"小"字,就与大柴胡汤的"大"字相对应。大者,专也;大者,峻也;大者,一也。是指此类方剂适用范围较窄,力量峻猛,不可多用,不能天天用。这个"大"字恰恰印证出"小"的特点:小者,广也;小者,巧也;小者,久也。此类方剂适用范围较广,作用巧妙,可以较长时间使用。一个"小"字代表了张仲景对小柴胡汤的认识和热爱;一个"小"字留给我们更多的实践余地,去继承和理解它美的内涵;一个"小"字留给了我们许多未解的东西,以供我们思考。

小柴胡汤主要由两组药物组成,一组为柴胡、半夏和黄芩,祛邪为主;一组为参、草、枣、姜,扶助胃气。小柴胡汤适用的患者既有外感因素,也有体质虚弱、胃气不足的内在因素,因此,此类患者往往既有功能不足,也有功能不调。一个人平时脾胃不足,常常容易出现功能不调,而功能不调又会加重功能不足,所以辨证很难,但是不必担心,张仲景早已为我们提供了方证经验。例如,《伤寒论》第15条:"太阳病,下之后,其气上冲者,可与桂枝汤",第103条:"太阳病,过经十余日,反二三下之,后四五日,柴胡证仍在者,先与小柴胡汤;呕不止,心下急,郁郁微烦者,为未解也,与大柴胡汤下之则愈",第91条:"伤寒,医下之,续得下利清谷不止,身疼痛者,急当救里。后身疼痛,清便自调者,急当救表。救里,宜四逆汤;救表,宜桂枝汤"。太阳病下之后,人体的功能状态发生变化,功能不足者可用桂枝汤,功能不调者可用小柴胡汤,功能阻滞者可用大柴胡汤,功能虚衰者可用四逆汤,这都是对人体功能的认知。功能态反映出了人的体质因素,但现代中医教育的学习方法对这些知识没法解读,亦很难进入我们的思维体系。我们认为小柴胡证和大柴胡证是截然不同的,小柴胡证是调和剂而大柴胡汤是泻下剂,因此,对于《伤寒论》中大柴胡汤的条文有时认为是不是在流传过程中记错了,太阳病下之后出现"呕不止、心下急"等外邪未解的表现,却还要用大柴胡汤下之。其实,"下之"不是指泻下,而是指"去之",是指继续使用大柴胡汤祛除外邪。这仍是仲景对于功能状态的一种准确辨识。但是我们大脑里面形成的对人体功能的理解,是一种数字的、机械化的对应逻辑,而失去了方证经验原有的实证价值。

现在的中医传统教育,特别是中医经典教育,缺乏对学生方证经验的培养和训练,这是目前教学中的不足之处。早临床、多实践对于中医的传承非常重要,学生就是要在运用中慢慢体会方的内涵。同样,对于功能状态的准确辨识,也需要在临床实践中多见病人,熟知不同功能状态的临床表现。比如小柴胡汤,就适用于外感后体内尚有余邪,胃气偏弱,体质略差的患者,这就是一种功能不调态。此外,我在"方家有道"中曾经讲过运用柴胡桂枝汤治愈发热半月余的患者,柴胡桂枝汤是在小柴胡汤基础上加上桂枝和芍药,兼具桂枝汤调和营卫的作用,治疗既有功能不足又有功能不调的患者,疗效显著。这也说明现代疾病依然在中医经验体系当中,这样的病证还有很多,柴胡桂枝汤也并不是专门为现代人而设的,古人就有这样的体质,这是人体功能的一种特殊表现。张仲景早就告诉我们,罹患外感病之后,有些人能自愈,有些人发汗后病愈,但是还有一些人因为体质偏弱,用了这些方法还不行,表邪未解,持续发热,稽留不退,此时应选用柴胡桂枝汤治疗。

我国的医学泰斗颜福庆先生是耶鲁大学第一位获得医学博士学位的中国人。1910年,颜先生受聘回国任长沙雅礼医院外科医师。辛亥革命后,谭延闿任湖南省主席兼督军,其母患大叶性肺炎,病势沉重,因为谭延闿当时非常信任中医而排斥西医,所以,起初请了几位当地有名的中医大夫为母亲治病,但是其母病情并未缓解。当邀请颜先生诊治时,患者已经是在大叶性肺炎病程的后几天了,颜先生开药后热势骤退痊愈,从而赢得了谭延闿对西医的信任。颜福庆利用这个机会说服了谭延闿以湖南省的名义与长沙雅礼会合办一所医学校,定名湘雅医学专门学校,也就是湘雅医学院的前身。这是个历史故事,尽管有点巧合,但是颜福庆先生还是很让人敬佩的,做人做学问非常了不起,特别是他在中国首创了结核病医院,他为我们中华民族的健康事业奉献了一生,是一个值得我们学习的人。大家以后去了上海,可以去参观一下颜先生的故居。就这则故事而言,可以看出颜先生通过长期的临床实践,对大叶性肺炎的规律是非常了解的。疾病是有规律的,无论中医还是西医,诊治疾病时都要掌握疾病的规律。大叶性肺炎的自然病程大致 1～2 周,发病 5～10 天后体温可自行骤降或逐渐消退。疾病都是有周期的,在儿科病上表现得尤为突出。

前天晚上,一个亲戚打电话说孩子发烧了,我先问孩子咳嗽吗,再问精神好不好,他说不咳嗽,精神也好,我就嘱咐他一定要空食、多补水,就这两个要求。昨天晚上孩子仍发热,他不放心,就带着孩子到了我家。小孩和我玩得很好,只是玩累了想吃东西,我说不行,我们家没吃的。孩子姥姥心疼孩子,偷偷地给他面包吃,我就批评她,说这个时候不能给孩子吃面包,可以喝点水,发热不能缺水。我又嘱咐家长,晚上回去给孩子喝五次水,并告诉他一次喝多少。孩子精神很好,不伴咳嗽,只是感冒发热,因此,以观察为主,不需要用药物干预。小儿感冒发热,一般自然病程不会超过三日,可是如果用药物干预治疗,病程就不是三天了。正如我的判断,亲戚今天上午打来电话,说孩子发热已退。

因此,疾病的规律需要我们去做系统研究和认知,《伤寒论》中许多条文就细致地描述了疾病的走向和规律。比如,外感病往往通过汗之、下之的方法治愈,如果病情未能缓解,还有很多补救的办法,或用桂枝汤,或用小柴胡汤,这就是仲景对功能态的准确把握。小柴胡汤的应用范围非常广泛,《伤寒论》和《金匮要略》两本书中涉及小柴胡汤的条文多达 20 余条,太阳病、阳明病、少阳病、太阴病、厥阴病以及妇人篇中都有小柴胡汤的主证,充分反映了人体罹患疾病时,功能不调的普遍规律。小柴胡汤中柴胡、黄芩疏解表邪,参、草、枣、姜扶助正气。小柴胡汤的和解作用,恰恰是中医治病的最佳状态。小柴胡汤成为一个和解之要药,是中医对功能状态的最高认知。中医治病原本就是从症状到病因病机,再到功能状态的调整。那么,小柴胡汤是怎么形成的呢?是通过实践。小柴胡汤来源于实践,而且在实践中不断验证着它的疗效和价值。到目前为止,绝大多数中医大夫都用过小柴胡汤,都会有不同程度的加减,也会有不同程度的疗效。我国近现代很多名医终身都以小柴胡汤为主要方剂,因为小柴胡汤是对人体功能状态的调整,是对疾病最基本的病因和病机规律的反应。脾胃之不足是人体的常见体质，小柴胡汤有参、草、枣、姜扶助正气；人体感受风寒之邪，小柴胡汤有柴胡疏邪透表；若饮食不节，体内有痰、湿、热等里邪，小柴胡汤有半夏、黄芩清热燥湿化痰。可见，小柴胡汤由两组药物构成，一组柴胡、黄芩和半夏，一组参、草、枣、姜，共七味药。学习方剂要记它的结构，而不是机械地背诵方歌，方剂美妙的结构是一个完整的经验体系，背诵的内容终会遗忘，所以，考试时才会出现书写小柴胡汤却把柴胡丢了的情况。

关于小柴胡汤的临床使用，小柴胡汤不只是为少阳证专设、为和法专方，其在临床上有更广泛的应用空间。现在人们喜食冷饮，作息不规律，生活工作压力普遍增大，均会导致脾胃受损，脾失健运，胃气阻滞，运化失职；再者，饮食结构中"肥甘厚腻之品多，清淡蔬菜之类少"，亦导致痰湿内生，郁滞肝胆，致肝失疏泄，胆失通利，由此二者结合患者的其他基础健康状态，便形成了"内有脾胃虚，外有痰湿盛"的疾病状态。因此，现代人胆系疾病和胃肠病多发，根据这一发病特点，我创制了柴胡理中汤，此方是在小柴胡汤基础上加白术、茯苓、片姜黄而成。从药物功效上可将其药物组成划分为二组，一为祛邪燥湿化痰，二为健脾胃益气。柴胡、黄芩、姜半夏祛邪化痰燥湿，片姜黄温中、疏肝、利胆，亦有白术、茯苓共同健脾益气燥湿，党参、炙甘草、生姜、大枣健脾，顾护胃气。这十味药物共奏健脾、化痰、疏肝、利胆之功。举例加以说明。

王某，女，77岁，主因"心悸15年伴有不欲饮食半年"于2011年7月11日来诊。症见心悸发作，下午甚，偶有胸憋，不欲饮食，食后即有腹胀，口干，口苦，入睡难，无盗汗、疲乏，无双下肢浮肿，大便干，小便可。舌黯苔白腻，脉沉缓。既往冠心病不稳定型心绞痛，Ⅱ度房室传导阻滞病史。处方以柴胡理中汤。方用：柴胡6g，黄芩6g，姜半夏9g，党参9g，炒白术12g，茯苓15g，炙甘草6g，片姜黄6g，薤白9g，枳实9g，陈皮6g，怀牛膝9g，远志6g，生姜3片，红枣4枚。10剂，水煎服，2日1剂。并嘱其清淡饮食，调畅情志。复诊，心悸减少，发作时间明显缩短，睡眠较前明显好转，食后腹胀好转，仍有口干，便干。舌红苔白，脉沉缓。续服处方柴胡理中汤加减，方用：柴胡6g，黄芩6g，姜半夏9g，党参9g，炒白术12g，茯苓15g，炙甘草6g，片姜黄6g，桂枝6g，枳实6g，陈皮6g，怀牛膝9g，远志6g，生姜3片，红枣4枚。10剂，水煎服,2 日 1 剂。此后,因其他疾病前来诊治。随访,患者此后半年调饮食,畅情志,适寒温,心悸未再发作。

此患者中医诊断为"心悸",本病日久,气血匮乏,鼓动无力,心失所养,脾失健运,聚生痰湿,故"不欲饮食,食后即出现腹胀";痰湿内生,郁于肝胆,则"口干、口苦";痰湿扰动心神,出现"睡眠差,入睡难";心脾气虚,肠失濡润,推动无力,则"便干";舌黯苔白腻即是痰湿瘀阻之象。在本病例中,应重视心悸的辨证,还应注意正与邪、虚与实的关系,此属于标实本虚之证,功能辨证则属于功能不调态,治以攻补兼施,"痰湿"成为关键的病理因素,再加上患者久病、年老,脾胃功能差,故投以柴胡理中汤,健脾、化痰、疏肝、利胆,脾胃得健,后天气血生化有源,心神有所养,神安志定。

(2)逍遥散

逍遥散也是功能不调的代表方剂,逍遥散的祖方来源是张仲景的当归芍药散。归、芍、术、苓四味药的配伍最早见于马王堆医书中,可以治疗腹痛、便秘、痔疮等很多病证,其中当归与白芍的配伍,治疗痛证非常有效。逍遥散是调和肝脾的重要方剂。肝脾之治,贵于疏解调和,气血之治亦贵于斯。见肝之病当先实脾;见脾之病当以疏肝;脾气健,则营血有源,肝有所藏;肝气舒,则气机条达,脾有所主。二者互依互存,有生有制,是维系后天气血之脏。所以治疗肝脾、气血之病,莫过于疏解、调养,使其"和"之。常云:肝脾调则气血和,人逍遥。故逍遥散是调和肝脾,调养气血的代表方剂。方中柴胡疏肝解郁,当归、芍药补血养肝,白术、茯苓健脾理中,薄荷、生姜疏散条达,甘草和中健脾,诸药合之,肝郁得解,血虚得补,脾虚得补。临证若兼血虚发热,小便涩痛者,可加丹皮、栀子,名为丹栀逍遥散。若兼精血不足,脉弦虚者,可加熟地黄,名为黑逍遥散。

逍遥散在临床实践中应用非常广泛,对于更年期综合征、妇人杂证、面部痤疮、男性性功能障碍都有较好疗效。下面举例加以说明。

范某,女,40 岁。因面部痤疮于 2015 年 5 月来诊。患者近几个月来持续起面部痤疮,色红,经期加重,平素喜食生冷,腰困,纳可,二便调,舌淡红,脉滑数。方药:自拟门氏养荣汤。处方:熟地 18g,当归 15g,生白芍 15g,川芎 9g,怀牛膝 9g,丹皮 9g,桂枝 6g。10 剂,水煎服,2 日 1 剂,晚饭前温服,并嘱其忌生冷。复诊时自诉面部痤疮明显好转,月经量少,胸闷,近几日劳累后自觉疲乏,易上火,舌红,脉沉细。处方:逍遥散加味。方药:当归 12g,生白芍 12g,炒白术 12g,茯苓 15g,柴胡 6g,炙甘草 6g,怀牛膝 9g,丹皮 9g,桂枝 6g。10 剂,水煎服,2 日 1 剂,晚饭前温服。服药后诸症好转,月经量也较前增多,继以逍遥散加减治疗半月余,面部痤疮逐渐消退。

　　对于面部痤疮,我是通过考察疾病的病因和患者的功能状态来确定治疗原则的。年轻女性易患面部痤疮,因其局部色红而肿痛,一般情况多以血热立论。我起初也是运用清热解毒的方法进行治疗,然而疗效不明显。在经过仔细分析后,我发现现代女性大多贪凉饮冷,特别是入夏后,摄食寒凉明显增多,因此易致痛经,此时的面部痤疮和痛经均是由于"下寒"所致,是寒气淤积导致人体功能失调。此时,"治病求本"就是要针对患者的功能状态,因此,我创制了门氏养荣汤治疗面部痤疮,门氏养荣汤由四物汤加怀牛膝、丹皮、桂枝而成,温经散寒,活血祛瘀。针对病因和患者的功能状态,治病求本,多数患者的痛经和面部痤疮都明显减轻,渐至痊愈。当然,门氏养荣汤并不适用于所有痤疮患者,例如,中年女性面部痤疮多与情绪和月经有关,此时用逍遥散加怀牛膝治疗,疏肝解郁,健脾和营,可以获得满意的疗效。

　　潘某,女,43 岁。主诉:手汗症 2 年余。2016 年 4 月 27 日首诊,脉证:眼睛干涩,黑眼圈重,紧张时手足出汗严重,月经有血块,眠差,大便一日一行,量少,排便费力,舌红苔白厚,脉细弦。处方:①外用药:百部 15g,苦参 15g,蛇床子 15g,黄芩 15g,防风 10g,10 剂,水煎外洗。②逍遥散加味:当归 15g,生白芍 15g,柴胡 6g,茯苓 12g,炒白术 9g,全瓜蒌 12g,炙甘草 6g,10 剂,水煎服,2 日 1 剂,晚饭前服。2016 年 5 月 17 日复诊,脉证:手足出汗明显缓解,眠差,月经血块减少,舌红苔白,脉细弦。处方:①逍遥散加味:当归 12g,生白芍 12g,柴胡 6g,茯苓 12g,炒白术 9g,怀牛膝 9g,桂枝 9g,丹皮 9g,炙甘草 6g,10 剂,水煎服,2 日 1 剂,晚饭前服。②外洗方:蛇床子 10g,防风 10g,黄芩 10g,苦参 10g,百部 10g,5 剂,水煎外洗。服上方后手足出汗已明显减轻,心情亦不易紧张,睡眠好转,之后继服逍遥散数剂后,诸症消失。

　　该患者紧张时手足出汗严重,除了考虑腺体的因素以外,还考虑精神因素,此属功能不调态,故用逍遥散调摄肝脾,疏导情志,全瓜蒌宽胸散结,并同时配合外洗方局部治疗。二诊出汗明显缓解,以逍遥散加怀牛膝、丹皮、桂枝治疗月经为主,出汗为辅,收到了满意的疗效,也充分说明逍遥散治疗妇人杂证具有良好的疗效。当然,逍遥散对一些男性病也有较好的治疗效果,举例说明。

樊某,男,30岁。患者自诉腰困,性功能差,早泄,大便溏薄,纳可,舌黯苔白,脉沉弦。处方:逍遥散加味。方药:当归9g,生白芍9g,炒白术9g,茯苓12g,柴胡6g,枳实6g,怀牛膝9g,补骨脂9g,芡实9g,炙甘草6g,10剂,水煎服,2日1剂,晚饭前服。患者服上方后腰困减轻,性能力有所好转,大便较前成形,舌红苔白,脉弦。效不更方,继续以逍遥散加味治疗,并嘱其放下思想负担,调畅情志。

中青年男性的性功能障碍,大多是由于精神心理因素导致。性情调达与否与体内的物质结构很有关系,反过来,物质结构也会影响人的性情和功能状态。在治疗时一方面要消除精神上的紧张、焦虑情绪,以解除心理负担;另一方面可以用逍遥散调和肝脾,畅达情志,以改善患者的功能状态。当然,性功能障碍的治疗也要以辨识患者的功能状态为主,功能不调者以逍遥散为主,功能虚衰者往往伴见肢冷、尺脉沉,则应以附子汤振兴功能。此类疾病治验甚多,不再赘述。

总之,小柴胡汤和逍遥散这类方证简便易学,容易掌握,适用范围比较广泛。中医的经验就像家常饭,这些方子人们经常用着,体验着,也获得了很好的疗效。中医不是生硬的、机械的、对应的学问,张仲景就怕我们机械对应地学习中医,他才在《伤寒杂病论》中把异病同治做了很多举证,提示我们方与病不是简单的对应,一首好方子可以广泛应用于各种疾病,但是前提是不同病证的功能态是相同的,这是方剂异病同治的基础。比如,小柴胡汤在太阳病、阳明病、少阳病、太阴病、厥阴病以及妇人篇中均有其适用的主证,但功能状态一定是功能不调。所以,中医治病有三个层次:症状、病因病机、功能状态,三者互不兼容,各有优势,而对于功能状态的治疗是准确运用方证的基础。

4. 功能阻滞态

功能阻滞态包括阳明热结证、瘀热互结证及表里俱实证等,可分别选用大承气汤、小承气汤、调胃承气汤、大柴胡汤、桃核承气汤及防风通圣散等方药治疗。

(1)大承气汤

大承气汤是功能阻滞态的代表方剂,也是寒下的重要方剂。本方主治证候,在《伤寒论》原书中凡十九条,《金匮要略》中一条,适应范围广泛,但以伤寒邪传阳明之腑,入里化热,与肠中燥屎相结而成之里热实证为主治重点。如治实热积滞,浊气填塞,腑气不通之阳明腑实;邪热盛于里,上扰心神,谵语神昏之里热炽盛;实热闭阻,阳气受遏之热厥之证。症状虽异,病机则同,皆由实热积滞内结肠胃,热盛伤津所致。故以大黄泻热通便,荡涤肠胃为君药;芒硝助大黄泻热通便,并能软坚润燥为臣药,二药相须,峻下热结;厚朴、枳实行气散结,消痞除满,助大黄、芒硝推荡积滞,共为佐使。四药合用,泻下,软坚,消痞,除满,为峻下热结之至方。本方的使用,应以"痞""满""燥""实"四证及苔黄、脉实为依据。举例说明。

1999年,中医学院附属医院高主任的亲戚,一个55岁的女性患者高热半月余,近日出现神志昏迷,由忻州当地医院送至附院急诊,因为病情危急,邀我会诊。通过询问患者家属病史,得知患者因剧烈头痛、高热就诊于忻州某医院,住院期间症状逐渐加重,还出现过角弓反张,当地医院诊断为不明原因高热,经抗菌消炎治疗,热势未减,并逐渐出现精神烦躁,神昏谵语,因此,转往附院进一步诊治。患者病情危重,烦躁欲死,来诊时是用绳子绑在担架上抬来的,我当时在急诊做了脑膜刺激征的体格检查,患者颈项强直,脑膜刺激征阳性,我当时判断患者可能是个重症脑病,不排除结核性脑膜炎,立即安排收住入院,并做腰椎穿刺和脑脊液相关检查。在等待化验结果之前,我通过详细询问病史得知,患者近半月仅排过一次大便,触诊腹部胀满硬痛拒按,甚至在结肠部位还能摸到硬结,疑似肠道宿便,加之患者牙关紧闭,苔黄燥,脉滑数有力,我当时判断此为阳明热结证,是气分邪热与肠中燥屎相结而成,属三焦辨证中之中焦手阳明大肠病变,证为正盛邪气亦实,病变部位在大肠,而阳明通于脑,邪热炽盛而神闭,因此出现神昏之证,此时应急下存阴,运用大承气汤治疗。处方:川军^(后下)15g,枳实12g,厚朴12g,芒硝^(冲服)6g,水煎服。我下午开药后,嘱当时急煎鼻饲给药,6小时后再给药一次。第二天清晨7点我就到了医院,先去看这个患者,刚进楼道就闻到一股臭味,走进病房看到患者睡得很安稳,家属见到我非常高兴,详细地告诉我患者用药后的情况。患者昨晚第一次鼻饲灌药后没有反应,相隔 6 小时第二次灌药后仍非常烦躁,凌晨 3 点左右折腾地最厉害,大概不到一个小时,凌晨 4 点左右,患者开始排便,按家属的描述就是《伤寒论》讲的燥屎五六枚,黑色的,排出一盆黑色硬结样粪便,之后患者便安然入睡。听了家属的讲述,我很欣慰,中医的方证真的是只有用了才有体会!我走到患者床前,又给患者把了把脉,脉象平和,呼吸平稳。患者家属很高兴,他们认为患者病情已经得到了有效控制,我解释说目前还不能过于乐观,还要等待脑脊液化验结果,如果证实是结核性脑膜炎,则需要中西医结合治疗。几个小时候后,脑脊液检查结果显示:淋巴细胞显著增多,蛋白增高,糖及氯化物下降,脑脊液涂片抗酸染色可见结核菌。根据化验结果,证实是结核性脑膜炎。当时我邀请山西医科大学第一医院神经内科的魏主任会诊,她给予抗结核三联用药,我开了小柴胡汤配合治疗。中西医结合治疗三周之后,患者病愈出院。

2001 年,一个阳泉的学生在听我讲述了这个病例后,告诉我他在基层医院实习的时候,就曾遇到过这种高热神昏的病人,因为诊断不及时,处理不到位,患者不幸病逝。结核性脑膜炎的诊断率非常低,有时易和感冒混淆,常常因误诊而耽误病情。面对这种病症,中医并不清楚外感的因素是什么,更不知道现代医学化验所得的诸多信息,它就是通过对人体功能状态的把握,根据患者的临床表现进行治疗,体质强的发汗解表,体质弱的调和营卫。结核性脑膜炎初期无特异性症状和体征,以发热为主要表现,之后病情迅速进展,逐渐出现头痛、呕吐、昏迷、癫痫发作等症,如果诊断不及时,用药不合理,则病死率较高,因此,急症期的治疗非常重要。该患者在剧烈头痛、高热不退、烦躁欲死的危急时刻,是大承气汤急下存阴,解除了患者的功能阻滞状态,稳定了病情,为运用抗结核药争取了宝贵的时间,这就是中医经方的疗效!

大承气汤可以作为一种"下法"来理解,其实,古人的"下法"不单纯指泻下,如"呕不止,心下急,郁郁微烦者,为未解也,与大柴胡汤下之则愈","下之"不是指泻下,而是"祛之"的意思,祛除外邪。大承气汤也是如此,《金匮要略·痉湿喝病脉证治》云:"痉为病,胸满口噤,卧不着席,脚挛急,必龂齿,可与大承气汤。"该患者高热,神昏,角弓反张,为阳明热结证,用大承气汤急下存阴,"下"也是"祛之"的意思。大家在学中医时,很容易把治疗方法还原到原有的知识结构中,产生对应的思维,"下"就是指泻下,这种思维是不正确的,"下"的内涵要结合中医的功能状态来解释。就大承气汤而言,仲景就怕我们对这个方子的理解不到位,或者说仲景为了启蒙后学者,非常巧妙地选用"承气"一词来命名此方,提示我们在用这个方子的时候,重要的是承接气并将它排出、祛之,把邪气去掉,这才是仲景的本意。张仲景在《伤寒杂病论》中曾用"泻"字命名过许多方剂,如半夏泻心汤、生姜泻心汤、甘草泻心汤、附子泻心汤和大黄黄连泻心汤,那么,为什么大承气不叫泻下汤,而叫大承气汤,"承气"是指什么呢?首先来看原方中的药物组成,大黄四两,厚朴半斤,枳实五枚,芒硝三合,方中枳实用量大,旨在行气,而我在治疗该患者时枳实用量并不大,这是因为分析病机,患者病程已长,腹胀的状态不是特别明显,还有排气,气滞不严重,所以行气药的用量不宜过大,过大反而会加重烦躁,此时是肠道燥屎和热结较重,因此关键是川军和芒硝的用量要加大,以泻下攻积,清热泻火。患者经过两次灌药后,排出肠中燥屎数枚,烦躁顿消,安然入睡,足见大承气汤急下存阴的功效,揭示了"承气"是指推动承接气息运转,也反映出仲景对人体功能的认识。这个病例还提示我们,凡是急症、重症,药物用量要稍大一点,一次起效。大承气汤的"大"与小柴汤的"小"恰恰是对应的,大者,专也;大者,峻也;大者,一也。对于功能阻滞态患者,体质强,邪气实,用方要力量专横,药物用量必须到位,否则不起作用,而且还耽误病情。而功能衰微态患者,则应小量用药,药物剂量多是 6g 或 9g。此外,诊治这类功能阻滞态重症患者时,一定要详细了解发病的整个过程,此类患者病程一般不会太长,通常不超过两个月,否则预后差。

我的父亲门纯德先生也曾用大承气汤成功治疗过小儿高热神昏,那是 1976 年 9 月,我们院里一个姓梁的邻居,他的小外孙叫菲菲,当时 6 岁,突发高热,惊厥,神昏,因为当时毛主席逝世,举国哀悼,街道封闭,车辆禁行,家属无法把孩子紧急送到医院,加之信任父亲的医术,因此,把孩子带到我家,希望父亲能用中药救治孩子。父亲当时就开了大承气汤,我的大哥亲自熬药,给患儿一点一点灌药,也是同样的方法,同样的疗效。患儿第二天排出燥屎,高热消退,神志恢复,可见小儿也会出现功能阻滞态。所以,在传承老中医经验时,要多听老中医去讲真实的病例和真实的治疗过程,一个人的实践是有限的,通过这种间接经验的学习,有利于我们更好地了解功能状态,掌握方证经验。

当然,大承气汤的临床应用还很广泛,并不限于高热神昏之证。1995年,我考博士需要专家推荐信,于是找到了张琪教授,张琪教授是我国的首届国医大师。张教授对我父亲很了解,也经常给我们讲课,比较熟悉,因此我去家里拜访他,希望他帮我写推荐信。老先生对我很好,拿出了刚刚整理的一个病案给我看,他亲笔书写,先生平时就是这样,做学问一丝不苟。这个病案介绍的是他近期诊疗的一位高位肠梗阻病人,用的就是大承气汤。他欣喜地告诉我,这个病人西医已束手无策,在使用大承气汤后,患者呕吐止,腹痛消,疗效显著。我听了之后也非常兴奋,因为这个病例再次证明了经方的疗效,也验证了中医的临床价值。

(2)大柴胡汤

大柴胡汤是小柴胡汤去补中之人参、甘草,加泻下之大黄、枳实、白芍而成。本方主治少阳、阳明合病,症见往来寒热,胸胁苦满,呕不止,郁郁微烦,心下痞硬或心下满痛,大便不解或协热下利,舌苔黄,脉弦有力者,这些症状也属于一种功能阻滞态,类似于现代医学胆系疾病的表现,因此,大柴胡汤治疗胆囊炎、胆石症伴见胸胁或心下满痛,便秘者,疗效显著。举例加以说明。

侯某,女,58岁。诊断:胆囊炎,胆管炎,胆结石。诊见:纳差,右胁肋部胀满疼痛,大便秘结,数日不行,胃脘胀满不适,口苦,舌黯苔白,脉沉弦。处方:大柴胡汤加味。方药:柴胡9g,黄芩6g,姜半夏6g,枳实6g,大黄4g,生白芍9g,炒白术9g,茯苓12g,炙甘草6g,生姜3片,大枣4枚,10剂,水煎服,2日1剂,晚饭前服。患者服上方后大便通,右胁肋部胀满疼痛明显减轻,饮食明显好转,偶发胃胀,口苦。舌红苔白,脉沉弦。处方:柴胡理中汤。方药:柴胡6g,黄芩6g,姜半夏6g,党参9g,炒白术9g,茯苓12g,片姜黄4g,元胡6g,郁金9g,炙甘草6g,生姜3片,大枣4枚,10剂,水煎服,2日1剂,晚饭前服。服药后右胁胀痛消失,大便一日一行,口苦明显减轻,继以小柴胡汤加味治之。服后,诸症渐平。

该患者来诊时大便秘结,数日不行,右胁肋部胀满疼痛,胃脘胀满不适,口苦,舌黯苔白,脉沉弦,此为少阳、阳明合病,也属于功能阻滞态,应该用大柴胡汤和解少阳,内泻热结。大柴胡汤中选用小柴胡汤之柴胡、黄芩清解少阳之邪;选用承气汤之大黄、枳实泻阳明之实热;配伍白芍、半夏平肝胆、降胃浊;重用生姜、大枣调营卫、益中宫。因此,两方同用,使少阳、阳明之邪得以双解。使用大柴胡汤后腑气通,故泻下之剂中病即止,继续使用柴胡理中汤健脾、化痰、疏肝、利胆,获得了满意的疗效。

(3)桃核承气汤

桃核承气汤又名桃仁承气汤,由调胃承气汤加桃仁、桂枝组成。《伤寒论》原治邪在太阳不解,传入下焦,瘀热互结所致下焦蓄血证。瘀热结于下焦,故少腹急结;因系下焦蓄血而非蓄水,故小便自利;热在血分,故至夜发热;瘀热上扰心神,故其人如狂、烦躁不安,甚至谵语昏狂。谵语昏狂也是脑病的表现,中医治疗以通为用,因此,不仅大承气汤可以治疗神昏谵语之症,桃核承气汤也有此功效。20世纪80年代,我曾经拜访过一位有名的老中医,老先生姓孙,和我父亲关系很好。他告诉我,我国20世纪50年代时乙脑、流脑等脑病多发,当时疫苗尚未研制成功,西医疗效有限,而采用中医治疗取得了很好的疗效。比如,1957年,石家庄名医郭可明先生运用白虎汤和人参白虎汤随证加减,治疗流行性乙型脑炎,取得良好疗效。1958年时,北京中医采用蒲辅周先生的经验,用苍术白虎汤治疗乙脑,也取得了良好的效果。孙老先生在介绍他自己的经验时,也谈到了我父亲喜欢用的方子,其中重点谈到我父亲喜欢用的桃核承气汤。桃核承气汤治疗下焦蓄血证有奇效,下焦蓄血证是典型的功能阻滞态,"瘀"和"热"是功能阻滞态的主要病因。体质偏弱,瘀热病机突出的脑血管病变患者,使用桃核承气汤疗效非常好。我曾经治疗过多例脑血管病变患者,无论是脑梗死还是脑出血,患者瞬间昏迷,我们只要把握住两个特点:一是脉象,脉滑、脉弦、脉大,体质阳亢,瘀热互结者;二是通过触诊和问诊,了解患者的排便情况,大便秘结,数日不行,大多有阳明积热,此时使用桃核承气汤后,腑气通且不伤正气,病情明显缓解,疗效很好。

桃核承气汤不仅是治疗下焦蓄血证的主方,临床还可用于多种疾病,尤其是稍事加减,对于治疗上部及皮肤等血热瘀阻经脉的病证,效果都比较满意,且易于掌握。临证应用时,关键在于抓住"瘀""热"这两个辨证要点。人体不论哪一个器官和部位，凡因瘀热互结，造成的气血运行受阻、脏腑机能失常，均可用此方活血化瘀，清热泻实以治疗。比如，治疗面部痤疮、脂溢性皮炎、毛囊炎以及龋齿牙痛均有较好疗效。举例说明。

杨某，女，36岁。龋齿牙痛难愈，月经不调，来经时血块多，食后腹胀，大便秘结，舌红苔白厚腻，脉弦。处方：桃核承气汤。方药：桃仁6g，丹皮9g，生地9g，大黄4g，芒硝6g，桂枝6g，炙甘草6g，3剂，水煎服，1日1剂。服药后牙痛止，大便通，一日一行。仍饭后腹胀，疲乏，纳差，舌淡红苔白，脉细。用六君子汤加味顾护脾胃。

该患者之龋齿牙痛伴大便秘结、月经血块多，属阳明热实，兼有血瘀，治当逐瘀泄热，故选用桃核承气汤治疗。方中桃核破血祛瘀，滑肠通结；大黄既入阳明之腑，通泻实热，又兼入血分，活血化瘀；芒硝软坚散结，可助大黄攻下积热；桂枝温通血脉，既可助桃仁活血化瘀，又可引硝黄入血脉发挥清热逐瘀之功，共起相辅相成之用；配伍丹皮、生地，加强清热凉血、活血散瘀的功效；炙甘草调和诸药，使急中寓缓，并能兼顾中气。

（4）麻黄汤

麻黄汤也是治疗功能阻滞态的代表方剂。《伤寒论》第35条曰："太阳病，头痛发热，身疼腰痛，骨节疼痛，恶风无汗而喘者，麻黄汤主之。"风寒之邪侵犯人体后出现的热、喘、疼、烦等症，属于功能阻滞态，此时当发汗解表，宣肺平喘，而麻黄汤就是开表逐邪发汗之峻剂。方中麻黄发表、开毛窍、利肺气，故能宣肺、平喘、发汗以散寒邪；桂枝通营达卫，入血脉增强血行，既助麻黄发汗之功，又调麻黄过汗之弊，且无损卫气；杏仁降肺气，助麻黄平喘，与麻黄配伍一表一里，一宣一降，互为平喘之要药；甘草调和诸药。可见，麻黄汤是一首兴奋剂，方中没有一味凉药，而均为助阳的药、辛温的药、促进代谢的药，服用麻黄汤后，加快机体代谢，风寒之邪随汗出而代谢，人体功能也会随之恢复正常。

我在开篇中医传承中曾经讲过用越婢汤治疗一位急性肾衰患者，处方：麻黄30g，生石膏40g，炙甘草10g，生姜9g，大枣4枚，麻黄之所以用30g，就是针对患者病因和病机的特殊性，此类功能阻滞的患者病程短，症状重，用量要大，此时麻黄如果用3g或6g是没有效果的。此外,还要强调的就是要用经方,而且要用原方,临床中凡是属于功能阻滞的急危重症,我往往用经方的原方,不做加减。麻黄汤的治验颇多,不再赘述。

(5)十枣汤

十枣汤所治诸证皆由水饮壅盛于里所致。水饮停聚之证,随其所在部位而各异。水停胸胁,气机受阻,则咳嗽喘满、胸胁作痛或胸背掣痛不得息;停于心下,则心下痞硬;水气犯胃,则见干呕;饮邪上扰清阳,则头痛目眩;留于脘腹,则水肿腹胀。以上诸证,皆是水饮壅盛,随气攻窜,上下充斥,内外泛溢所致,当以峻剂攻逐。方中芫花、大戟、甘遂三药峻烈,各有专攻。甘遂善行经隧水湿,大戟善泄脏腑水湿,芫花善消胸胁伏饮痰癖,三味合用,逐水饮,除积聚,消肿满之功更著。方中以大枣益气护胃,又可甘缓诸药峻烈之毒。该方以十枣汤命名寓有深意。

1985年,我和一个同学回到他老家,那是山西省忻州市偏关县教儿垴乡的一个村子。当时村里有一个危重病人,是一个食管癌术后患者,现在出现大量胸水,呼吸困难,喘息不得卧,因为家庭困难,没有及时医治,听说我是中医大夫,希望我能开个方子。患者形体消瘦,饮食困难,每日依靠口服葡萄糖来维持生命,脉沉,我当时开的是十枣汤,那是我第一次用十枣汤,大戟、甘遂、芫花各1g研末,以红枣10枚煎汤空腹送下。患者病情危重,功能衰微,大病以胃,似乎应该用扶助胃气的方法,为何我却用十枣汤呢?《金匮要略·藏府经络先后病脉证第一》曰:"夫病痼疾加以卒病,当先治其卒病,后乃治其痼疾也。"治病当有缓急先后、轻重之分,邪气充实时,先攻逐水饮。患者当天下午喝了一次药,第二天清晨又喝了一次,不久之后腹泻,排出大量水样便,随即感觉全身轻松。一剂药,一天的时间,患者前后判若两人。此后,我又用理中汤顾护脾胃,患者精神和饮食明显好转。患者本已属于危重病证,当时家属已开始准备后事了,但使用十枣汤和理中汤后,又延续了半年的生命。

我用十枣汤也是根据患者的脉象,他的脉沉,但是有力,并非真脏脉,所以,还可以用十枣汤治疗。我之所以敢用十枣汤治疗胸水,是因为之前跟随门理章老师门诊时见过一例,那是一个结核性胸膜炎的患者,咳喘倚息不能平卧,门理章老师用十枣汤治疗后,患者的胸腔积液明显减少,已能平卧。此后,我又给西山矿务局的一个领导家属用过一次,患者是肺癌引起的恶性胸水,气喘不得卧,服用十枣汤后症状明显减轻。我父亲喜欢用商陆肉逐水治疗,此方通过利尿消除腹水,效果很好。商陆肉包括 100g 五花猪肉、6g 商陆,通常将五花猪肉切成小块,不加盐,与商陆 6g 同煎,晚饭前服。逐水药中,商陆较平稳,且此药可水煎,而甘遂、大戟、芫花等作用峻猛,不能水煎。五花猪肉,一方面扶正,因为猪肉是血肉之品,另一方面因猪为水畜,作为引经药,可入肾助商陆之力。父亲常用此方治疗慢性肾衰少尿或无尿患者,服药后尿量会明显增多。

关于功能阻滞态,涉及对"实证"的正确认识。健康的人并没有多余的功能,我们在建构阴阳学说理论时,常提到阴偏盛、阳有余,这是数字的概念,是对阴阳属性的认知,其实人体并没有多余的功能,所以,实证不是阴阳偏胜,而是邪气壅盛而正气不虚,正邪交争,是一种功能阻滞状态。功能阻滞态可以反映人体在特殊情况下正邪交争的主要矛盾,而方剂使用就是通过祛除邪气而保留正气,比如大承气汤的急下存阴。功能阻滞态患者,体质强,病程短者,采用泻下或攻逐的方法不难理解;而对于体质弱,病程长,病情危重者,则应根据"先治其卒病,后乃治其痼疾"的治疗原则,辨证施治。

有一次我回老家的时候,一个学西医的叔叔和我聊天,他说这么多年跟着父亲看了不少病,而印象最深刻的一次是父亲诊治一个系统性红斑狼疮性肾炎的重症患者,当时患者病情危重,无尿,父亲给患者诊病后思考用方时抽了半包烟,父亲看病时一般不吸烟。因为这个叔叔不是学中医的,父亲也已离世多年,开的什么方子已很难考证,但是可想而知,患者病情复杂,他一定是在辨别患者的功能状态,在思考是否"先治其卒病,后乃治其痼疾"。因为患者当时功能阻滞,父亲最有可能用急下或利水的药,很有可能是越婢汤,据叔叔回忆,患者服药后尿量增加,浮肿消退,身体恢复,这就是中医的疗效。患者病情缓解之后,还曾到南京的一个中医肾病专科医院治疗,回来后还是经常找父亲用中药治疗,病情一直比较稳定。然而,父亲去世后,因为没有比父亲更了解他病情的医生,得不到有效的中医治疗,患者第二年也去世了。可见,遇到这些功能阻滞状态,恰恰是考验一个医者在临床当中的经验和对疾病的认识,用方准确往往可收奇效,这也正是中医传神的地方。

5. 功能失常态

不同于功能不足、功能衰竭、功能不调和功能阻滞态,功能失常态是人体一种特殊的功能状态。现代医学变应性疾病患者的状态就是一种功能失常态,如过敏性紫癜、变应性鼻炎、过敏性哮喘及特应性皮炎等。我治疗过很多过敏性紫癜的患者,过敏性紫癜是一种常见的毛细血管变态反应性疾病,其基本特点第一是气虚,这个气虚是指肺气虚或宗气虚;第二是阴虚,前面讲功能不足态和功能衰微态时,大多属于胃气、阳气不足,中医的优势在于扶助胃气,振兴阳气,而唯有这类疾病比较特殊,多见阴虚。针对过敏性紫癜患者禀赋特异、饮食失调致气阴两虚的特点,我运用自拟门氏保元汤进行治疗,取得了满意的效果。举例加以说明。

王某,男,8岁。以尿潜血(＋＋)、尿蛋白(＋＋)、伴有腹痛1年余加重1周为主诉,于2011年9月就诊。患儿平素偏食肉类,于1年前出现腹部隐隐作痛,纳差,不伴恶心、呕吐、烧心、反酸,二便未见明显异常,就诊于当地医院,以慢性浅表性胃炎给予抗炎、抑酸、保护胃黏膜治疗2周,效果不明显。就诊时见患儿面色晦暗,精神疲惫。腹部隐隐作痛,夜间尤甚,影响睡眠。下肢可见紫癜,色深红,压之不褪色,未见关节痛。二便正常,舌淡苔白,脉细。血常规未见异常,尿潜血(＋＋)、尿蛋白(＋＋)。用自拟门氏保元汤治疗。方药:黄芪30g,当归15g,玄参15g,金银花12g,白茅根9g,茜草9g,怀牛膝9g,甘草6g。用法:2日1剂,取药汁40ml左右,分2次于2天内分服,每日晚饭前服用1次。服药10剂,即20天后,腹痛明显减轻,已经不影响睡眠。下肢紫癜明显减少。实验室检查:血常规未见异常,尿潜血(＋)、蛋白(＋)。继用此方加减坚持服用,同时嘱服维生素C,调整饮食结构,注意营养搭配。随访至今未复发。

过敏性紫癜的患儿往往存在偏食、嗜食现象,平素饮食中偏嗜肉类、蛋类、豆类等高蛋白和高脂肪的食物,却鲜少进食蔬菜,维生素、微量元素和纤维素的摄入不足,缺乏很多在生长发育过程中构建人体所必需的营养素,导致毛细血管发育不良。而且,高蛋白和高脂肪等肥甘厚味的食物不好代谢,容易伤到小儿体内的气和阴,因此,过敏性紫癜患儿气阴两虚之证多见。门氏保元汤由黄芪、当归、元参、银花、甘草、白茅根、茜草等药物组成。方中黄芪大补元气,当归养血活血,黄芪、当归合用则补气生血,含当归补血汤之意;银花、元参俱为甘寒之品,清热而不伤阴,白茅根、茜草凉血止血,解毒清热;甘草调和诸药。同时嘱咐患者注重饮食结构,营养均衡,提高免疫力,收到了满意的疗效。

除了门氏保元汤之外,温病学中的一些方剂,如银翘散和桑菊饮都属于功能失常态的主方。温病学所研究的温病或温疫是一种不同于风、寒、暑、湿等外邪的特殊邪气,就是一些特殊外感,这类外感不同于伤寒,表现为发热、恶风、咳嗽,用银翘散或桑菊饮治疗效果好,其实银翘散和桑菊饮治疗的就是现代医学的上呼吸道感染,无论感染人体的病原微生物是什么,我们都称之为温病,是一种功能变态,而"邪之所凑,其气必虚",这类患者也往往有肺气虚的内在因素。变应性鼻炎和过敏性哮喘患者也是一种功能失常,在发病早期,只要有外感表证者,就可以用银翘散纠正功能失常态,疗效非常好。而没有外感发热的此类患者,特别是小儿,在天气变化或饮食不适时鼻炎或哮喘发作者,则要按功能五态去辨证,久病治胃,小儿也是如此,我常用小儿异功散加苏子、冬花,疗效显著。

总之,功能失常态还在探索之中,在治疗功能失常态患者时,医生不能把功能和人体割裂开去探讨疾病,这样的思维和方向是错误的。我最近治疗了一个小儿糖尿病患者,就深有感悟。

晋某,女,9岁。诊断:1型糖尿病2年余。患儿2年前因突然消瘦、乏力、多饮、多尿等住院检查,确诊为1型糖尿病,用胰岛素治疗血糖控制不佳,未控制饮食,其母在42岁时生产,患儿出生时重约4200克(八斤四两),现手心偏热,纳可,空腹血糖14mmol/L,舌淡苔白,脉数。处方:一贯煎。方药:麦冬9g,生地9g,沙参9g,当归9g,枸杞子6g,川楝子5g,10剂,2日1剂,晚饭前服,并嘱咐饮食控制。患儿服上方后夜尿减少,空腹血糖降至7.3mmol/L,效不更方,继续用一贯煎治疗。

虽然有报道说一贯煎能治疗糖尿病,但是其实一贯煎并不能直接降低血糖,它只是改变了患者体内的一种状态。而且分析病因,糖尿病低龄化发展的主要原因有两个,腹型肥胖和生活方式的改变,所以在治疗糖尿病时合理控制饮食非常重要,我曾经治疗过一例12岁的1

型糖尿病患者,因早期发现,用一贯煎一月而愈。但是,这两例糖尿病患儿,我都特意告诉家长如何调整孩子的饮食,孩子饮食不健康,自然代谢功能差,合理规划饮食后,机体得到了充足的营养,功能增强,疾病于是逐渐痊愈。因此,功能态学说回答了疾病关键时候治什么的问题,功能诊治是中医学认识疾病的优势所在。

六、联合方组

今天为大家介绍门氏中医的另一个特点——联合方组。联合方组是我的父亲门纯德先生多年以来在临床用方,特别是经方治疗疑难病基础上总结的一套行之有效的治疗慢性病的经验和规律。作为中医药学从临床经验到方证规律经验的一次总结,联合方组是门氏中医治法与独特诊疗技术的体现,同时也是门氏中医学术思想的集中反映。

(一)联合方组概要

1. 联合方组的概念

联合方组是由门纯德先生所创立的一种独特的治疗方案。联合方组,顾名思义就是在处方用药时不单纯使用一首方剂,而是同时开几个方剂。简言之,联合方组是一种遣方形式,以方为单位,一次性地分别处以两首、三首甚或多首方剂,交替轮服,或循序服用,视病程长短,通常3~5轮为一周期。跟我门诊的弟子们能切身体会到,联合方组的临床应用非常广泛。联合方组的使用大大拓宽了中医药学的治疗领域,特别是在慢性病、疑难病的治疗上,如肾病综合征、慢性肝纤维化、肿瘤病等,此外,老年患者或者多种疾患间杂时用的几率也较多。随着联合方组被人们所熟知,目前在三晋大地,包括南方有很多学者也在运用联合方组,他们积累的宝贵经验值得借鉴和推广。

联合方组是方的组合,是用方的形式和规范。以前有学者把联合方组称为"扩大了的君臣佐使",暂且可以这么称呼,这个方是君方,那个方是臣方,但我觉得还不是准确的叫法,因为方剂的君臣佐使是一种在学习和认识上的主观表达。将一首方剂中的组成药物进行君臣佐使的划分,只是从学习上解读方便而已。每一方中必有君药,却不一定都有君臣佐使,四味药以上的方剂可能包含君臣佐使,然而,三味药、二味药甚至一味药的组方如何划分? 所以,君臣佐使是认识上的

111

一种方法,有学者这样认识和研究是可以的,暂且不评价对错,也是为了解读用药的一种特殊联系。方子是用来治病的,但临床上大多数的疾病都不是单一的病因病机,往往寒热错杂,虚实并见,或者有表有里,兼有多个脏腑病变。以上所述还只是停留在单纯横向的辨证角度,一个疾病的辨证不仅有横向因素,也有纵向因素,即在整个病变发展过程中的演变。在这种情况下,如果单用一个方子来应对疾病有很大的弊端。大家可以去临床上看看现在一些大夫开的方子,他们往往问诊问得很细,开的方子也很大,多么大这里不想形容,可以说一个方子基本上把症状和病机全部考虑进去了,面面俱到。天天在做一个新组合,天天在创拟新方子。这种处方经验貌似从理论上满足需要,但是从临床实践上仅仅是开始,有时不能形成一个有效经验,疗效并不理想。大处方不仅给患者增加额外的经济负担,而且使医药价格提高,进而形成一种不良的用方风气。因此,之所以我们要重新认识和学习联合方组,还是那四个字,方家有道!学方用方首先要尊重古人的经验,古人留下一首好方子不容易,是经过历代人数百年甚至上千年的反复实践历练而来的。

联合方组,不能说是先生一个人创造的,联合方组源于实践,亦根于经典。还原到经典论著《伤寒论》《金匮要略》中,经常可以读到类似原文,如"伤寒,阳脉涩,阴脉弦,法当腹中急痛,先与小建中汤,不差者,小柴胡汤主之。""太阳病,过经十余日,反二三下之,后四五日,柴胡证仍在者,先与小柴胡。呕不止,心下急,郁郁微烦者,为未解也,与大柴胡汤,下之则愈。"多处出现类似"先与"的措辞,可见仲景也在使用联合方组,很好地给我们示范出来。一首好的方剂,一首好的方药组合,要经过漫长的临证实践和总结。同样,功能五态学说的提出也是为了最大化地了解中医方证经验的内涵,在这个范围内寻找辨证规律。六经辨证也是在说人体的六种功能状态,文化术语表述不同而已。比如厥阴病就是寒热错杂,方药治疗也是寒热互用。但是,不论治哪类病,没有一首方子确定治哪个病,功能状态在变化中,要有机地看待人体,这样才能大大拓宽认识经方、使用经典、传承中医的内涵,否则就变成了简单的数字对应。当下有很多学者诠释经典时给大家示范条文,多是在对应阶段,中医用方要符合方证经验,最大化从临证中活用经方,经方活用才有生命力。

2. 联合方组的形成过程

先生在早年临证时和普通的传统中医是一样的,并没有使用联合方组,后来才开始慢慢试用,结果越运用经验越多,越积累疗效越好,直至逐渐成为一个特色治疗经验在全国推广,很多地方也在学习使用着。那么,为何要创立联合方组,其实最开始的原因就是将心比心,方便患者。在谈到创立联合方组的初衷时,先生曾于1983年对学生们说:"多年来,找我看病的人慢性疑难病居多。我在多年的临床实践中,对慢性病、疑难病逐渐摸到了一些规律。尤其是近十八、九年来,外地患者较多,跋山涉水,费尽周折。为了方便患者,我在诊断后往往同时开几个方,嘱其交替轮服。经过多年实践,自觉在疗效上有很大提高。"

正如先生所言,他诊治的疾患中,慢性病、疑难病居多,病情复杂,治疗周期较长,初诊之后患者需要定期复诊,更换处方。随着先生声誉渐隆,医术蜚声三晋内外,就诊的患者中外地患者逐渐增多,他们来诊时跋山涉水,费尽周折。而且,其中不乏贫苦地区的患者,家境贫寒,求医不易,住宿盘费困难很大。为了方便患者,先生开始尝试按照联合方组的思路予以处方,一次处以多首方剂,扩大服药周期,就诊一次,方药可以服用较长时间,免去患者奔波之苦,患者的盘缠也能省下。经过多年实践,先生发现联合方组的运用不仅没有耽误病情,而且使慢性病、疑难病的疗效获得很大提高。另一方面,从理论角度分析,联合方组的使用也有其内在可行性。大部分的慢性病与疑难杂病,疾病发展演变规律比较稳定,能够为医者所掌握从而有预见性地遣方,因此这才可以一次开出多首方剂。按照门纯德先生所言,"联合方组不是押宝,也不是打彩,这样就失去了联合方组的意义,违背了整体观念"。能否使用联合方组考验的正是一个医者对疾病规律的判断与用方的精准性,这种能力的形成需要在临证中长期经验的摸索与反复的积累。

我记忆最清楚的是,每逢家里蒸馒头,我的母亲就要多蒸一些,白面混合点其他的杂粮,这在当时就是很好的食物了,那个年代生活条件较差,一般很少能吃上白面。和现在的情况不同,那时的患者住不起宾馆,经常在汽车站过夜。我父亲在患者诊病完后会悄悄给他们的行李口袋里塞一些馒头,让他们在回去的路上当个充饥的干粮,病人很是感激。我父亲诊病一生没收过一次诊费,很多外地贫苦患者因路途遥远,住宿盘费较大,到我家就诊时几乎没有盘缠了,这时候我父亲还要给患者贴补一些路费。同学们没有经历过那个年代,医生有这个和患者打交道过程的积累,某种意义上能够体会到医生的一点价值。这点价值不多,但每个人或多或少可以感受到。尽管我们现在生活在大城市,在文明时代,我们的患者中依然是贫困人群多、落后人群多,我们都要以自己的责任去理解他们,关心他们。联合方组是先生秉持将心比心,理解患者,方便患者的初衷而创立的,他常常告诫我们,当医生不能只管诊病开方,要将心比心,多替患者着想。我每天上午接诊的患者特别多,来自四面八方,遍布不同人群,还有更多的患者是慕名而来,尽管有时候看完病下门诊的时间很晚,我也很累,但我依然用心地给每一位患者诊病,这也是我继承我父亲的精神,是我对患者的一份心意。

(二)联合方组的特点

第一,注重胃气,大病以胃。若患者脾胃功能不足,则联合方组中第一方常以胃气为先导,只有保证了胃气才能使药物真正发挥作用。例如,脉管炎患者在发病过程中有很多兼证,如兼有胃病的患者,往往出现胃脘胀痛、恶心等症。所以,遇到此类病例,在运用"联合方组"时,第一方便是治疗"胃病"的方剂。脾胃调理好了,接下来再服治疗"脉管炎"的方剂,才能使药物充分吸收,才会有很好的疗效。处方如下:第一方"香砂六君子汤",如胃酸过多致心下痞满时,可用"半夏泻心汤";第二方用温经通脉的方剂;第三方活血化瘀;第四方补养气血。这种组合非常灵活,目的是让患者吃了药有效,循序渐进缓解病情。慢性肝病的治疗也是如此,例如,肝硬化患者由于胃肠道淤血、水肿,消化吸收障碍,容易出现食欲减退、厌食,或者进食后脘腹胀满等症状,我在运用联合方组治疗过程中,第一方多用香砂六君子汤健脾除湿,腹胀、腹满时则用理中汤或自拟柴胡理中汤,出现心下痞、嘈杂等症使用治疗厥阴病、胆系病效果好的柴胡桂枝干姜汤,以顾护胃气为主。有些患者久病之后体内产生淤滞,出现功能阻滞,可以用"通"的方药,如治疗中穿插用大柴胡汤,但是中病即止,不可多用,以免伤及胃气。

第二,体现中医的整体观。联合方组的组成既有它的原则性又有它的灵活性。因为疾病的发展变化是复杂的,人体各脏腑既有联系的一致性,又有各脏所喜所恶的不同性,有的相差还很悬殊。在治疗当中,如果不注重整体观,就会出现顾此失彼的变证。《素问·阴阳应象大论》云:"重阴必阳,重阳必阴。"运用联合方组就可以主次分明,全面照顾,也才能够防止不应出现的变证出现,从而提高疗效。

第三,便于扫清治疗主证的外围障碍。疾病的变化是复杂的,一种病也会出现许多不同的证候。有些证候虽然不是病因,也不是主要矛盾,但是它可妨碍医者消除主要矛盾或病因。如果不加以重现,就不能很好地解决主证,有时还可能使病情加重,出现弊端。治疗主要证候是针对病因,如同作战时的"战略";治疗次要证候是为治疗主证扫清障碍,是"战术"上的灵活变化,也可以说是一个一个的"战役"。联合方组就好像是完成战略任务,其中又包括了战术。而且在很大程度上,联合方组就是执行战术的这么一种方法。战术是为战略服务的,联合方组这种形式是为了便于医者掌握战术的灵活性,也就是为治疗主证而扫清外围障碍。很多疾病在治疗上需要这样。例如,临床常可见肾病综合征患者因氮质等代谢物潴留而引起明显的恶心、呕吐等胃肠系统症状,治疗时应先止吐,才能治疗主证。《金匮要略·痰饮咳嗽病脉证并治第十二》曰:"卒呕吐,心下痞,膈间有水,眩悸者,小半夏加茯苓汤主之。"是证呕恶,水气上逆,故第一方常以小半夏汤降逆安中。饮停于胃,阻滞于膈,故加茯苓引水下行。

第四,诊中有治,治中有诊。有的疾病由于人体正气不足,患者的脉证往往错综复杂。有时脉证不一,病和证也不一样,寒热虚实难分,造成了诊断的困难。为了论清病证,往往要进行试探性观察治疗,也就是诊断性用药。通过联合方组这个治中有诊,医生才能下决心诊中有治,然后再运用联合方组而取效。1972年,我父亲正给"西学中"班的学员授课,授课过程中一位六十岁的女性患者前来求诊,因为是有代表性的案例,就把她请到讲台上讲课示范。患者自述:口干咽燥,但不想饮水,舌头干且硬,愈饮愈干,已有好几年了,晚上更甚,便秘,已十日未便了,脉沉细迟,颜面苍白,四肢不温,食欲不振。通过全面的检查,诊断为阳虚。因此种情况很少遇到,所以尽管是这样认识,也不敢肯定下来,怎么办呢?先生就开始试探性的治疗。第一方用的是

"麦门冬汤"原方,第二方用"附子汤",第三方是"竹叶石膏汤",嘱其服后再来。

患者过了一周又来了,并说:"服了第一方平平常常,口还干。服了第二方后,当晚就想喝点水了,口也感到滋润了,第二天早晨就大便了(已十二日未大便)。第三方服后,又恢复原状了,口又干了,很难受。"根据患者服药后的情况分析,确认这是一个寒证,是阳虚,肾阳不足了,阳虚使津液不能蒸腾运化,上乘于口舌。患者因此病遍寻名医,过用养阴生津之品,而先生根据其症状(颜面苍白,四肢不温,脉沉细迟)分析她为一派寒象,在运用联合方组后,服用附子汤显效更加明确了诊断。

很多医者因为受到原有对应思维的影响,一遇口干之证就辨证为阴虚。其实,口干的辨证应该根据病程判断,久病之口干往往不是阴虚,因为此类患者大多服用过养阴生津的方药。我通过临床观察发现,口干是因津液不能上乘,多属阳虚,或属阴阳两虚,阴阳不能互济,多见于糖尿病和干燥综合征患者。此类患者出现口燥之症,往往同时伴见舌质偏黯,脉偏沉、偏细或偏弦。按照一般的惯性思维,舌质黯是瘀血所致,就采用对应的思维去活血,其实不然。久病影响血运,故见舌黯;脉沉、细、弦,属于阴脉。在问诊时,要着重问患者内心想不想喝水,或者问患者一天的饮水量,如果患者回答"喝了以后肚子胀,但是不喝不行,嘴干得不行",这就是喜热饮但未必想喝水。患者反复强调嘴干,不是体内需要消耗性的热饮,而是需要热气来蒸腾津液以濡润口唇。所以,此类口干、口燥证多属阳虚,以肾气汤或附子汤等振兴功能的方药治疗,效验甚广。第四讲中谈到疾病发病的相加因素,现在很多患者不良的饮食习惯源于偏听偏信一些健康保健知识。如早晨起床后喝一杯凉白开,以水果代替吃饭,诸如此类的外来文化并不一定适合我们。水果中固然富含维生素和人体所必需的微量元素,但是不能当饭吃。主食之所以叫主食,是因为它是主要的食物,辅食之所以叫辅食,说明它是辅助的食物。主食和辅食不能主次颠倒,很多人以大量水果代替饭,这就吃偏了,结果吃出很多问题。同样,对于此类阳虚口干、口燥的患者,指导其养成健康的饮食习惯非常重要,往往疗效倍增。

（三）联合方组的临床应用

1. 在血栓闭塞性脉管炎中的应用

联合方组最早是用于治疗血栓闭塞性脉管炎，中医称之为"脱疽""脱骨疽"。此病多发于北方寒冷地区、贫困地区，病因尚不明确，但与寒冷和营养不良密切相关，直到现在发病率也很高。血栓闭塞性脉管炎是一种变态反应性疾病，累及四肢的中小动脉，不同于一般的动脉粥样硬化，它属于一种血管炎症，好发于青壮年男性，以下肢多见，致残率高，严重影响患者的正常生活。同学们读过《门纯德中医临证要录》可以知道，当年我父亲研究脉管炎经验颇丰，他在早期治疗时也是使用传统的方法，如四妙勇安汤清热解毒，仙方活命饮活血化瘀，但疗效一直不甚理想。我现在仍然记得他在给我们传授经验时讲到，什么时候转变用药思路，通过临床实践一步一步走到经方的道路上，历练出那么好的方证经验。

那是 1968 年，父亲的一位老友、老红军任某前来求诊，他自述右下肢冷痛已四月之久，医院诊为血栓闭塞性脉管炎。患者当时诊见：患肢暗红微肿，患侧大趾已色黑、溃烂。他因此病已在全国遍寻名医，疗效不显。一般的红肿疼痛，在西医而言是有炎症，中医则多辨为热毒壅盛之证，因此父亲先是处以"四妙勇安汤"清热解毒、活血止痛，药量很大，银花用到 60～90 克，元参 30 克。患者服 2 剂后对父亲说："老门，服你这药后，疼痛更厉害了。再给我想个办法吧！"我父亲当时发现他的患肢虽暗红微肿，但其温度降低，且肢端怕冷，又通过详细问诊，知其平素不欲饮水，诊其脉略沉，一派寒象。此外，他服四妙勇安汤后疼痛加重的情况也提醒了父亲，此非热证。因此，当时已经准备尝试用温热药物来治疗此病，患者似乎看出了父亲的心思，说："老门，我相信你，你就用你最好的方法吧！"有临床经验的大夫一般都会有这种体会，当遇到一些疑难病，用一般常规治法疗效不好，想尝试新的方法和新的药物却不敢用时，此时是患者给我们力量，给我们信任！这也是为什么我在开篇就讲过的一句话，有时候真正传承中医的是我们的百姓。患者疼痛剧烈，我父亲当晚开了 1 剂乌头桂枝汤。其实当时父亲在临床上运用乌头桂枝汤的机会和经验已比较多了，经常以该方治疗寒凝血滞之痛证，如类风湿关节炎全身肢节疼痛等。第二天，患者服药后再来就诊时,进门便高兴地说,昨晚后半夜患肢就不疼痛了。父亲也非常高兴,这说明用温热药是正确的,对此病的研究也有了信心。从此以后,开始潜心研究脉管炎。

乌头桂枝汤温通经脉,这是第一步,后来这个方法被我父亲命名为"兴阳法"。他所提倡的先温后通的理论,在全国的脉管炎学术会议上获得很多学者的赞颂。用"温"的办法解决"通"的问题,这个理论很有价值,这也是对中医学术思想的一大认识。从20世纪60年代末期到20世纪80年代先生去世,他先后治疗脉管炎患者达2000多例。我从小跟着父亲学习,看到面临截肢,已经丧失劳动能力的脉管炎患者经过兴阳法治疗后,逐渐痊愈,恢复了正常的工作和生活,患者的感激之情,溢于言表。当然,难道说用乌头桂枝汤这一个方子可以尽愈诸病吗?当然不是。人体是一个统一的整体,疾病的病机是多元的,病因也是多元的,疾病在不断变化,不同时期不同证型。血栓闭塞性脉管炎早期主要表现为寒凝,中期以瘀为主,后期以变为主,为炎症局部热变。辨证分型要根据患者病情发展变化而定,治疗亦根据病情的变化而变化,因为证型往往是相互夹杂、相互转化的,所以"联合方组"的运用是非常必要的。从治疗上来说,不能把治寒的、治瘀的、治热的药物组合在一起,形成大杂烩方。

我父亲采用联合方组治疗血栓闭塞性脉管炎的经验如下:第一方先以"乌头桂枝汤"为主大热温经通阳,一马当先,可速止痛;第二方以"当归四逆汤"兴奋末梢的阳气,或以"附子汤"兴脾肾之阳;在上二方的基础上,活血化瘀通络,第三方用"活络效灵汤"加味;第四方"人参养荣汤"或"八珍汤"补养气血,因为当时脉管炎患者大多生活条件差,营养不良,这些因素先生在治疗时都要考虑到。如果患者疼痛不剧烈,可以不用乌头桂枝汤,而以当归四逆汤或附子汤作为第一方。上述的四类方药交替轮服,一天一首方,疗效倍增。此外,联合方组还有一个优势就是安全,乌头桂枝汤每一轮服一次,而不是天天服用,有效避免了乌头的蓄积中毒问题,长期服用也很安全。在父亲多年运用乌头的临床实践中,没有出现过一例不良反应。

我也曾经运用乌头桂枝汤治疗过很多顽固性痛证,疗效显著。例如,上一讲中谈到的患者刘某,顽固性高热,因颅内压增高头痛欲裂,痛不欲生,而且拒不接受医院的西医治疗,我也是在患者父亲支持下,大胆地用了乌头桂枝汤,有效缓解了疼痛。还有一例可证乌头桂枝汤之神效,在哈尔滨时我曾用乌头桂枝汤治愈吕某顽固性三叉神经痛,当时一付乌头桂枝汤仅需 0.6 元,患者诉说真想不到十多年的三叉神经痛,牙齿都快拔掉一半了也没好,中药居然 1 剂而愈。所以,中医里丰富的好经验,传承下来是我们的责任和义务。没有这种实践经验的示范,没有这种经验更好的使用是不行的。乌头桂枝汤原出处为《伤寒论》中的腹满寒疝宿食篇,虽然仲景没能具体示范到某一个具体疾病的治疗上,书中记载的一些病与我们现在认识的疾病也有所差别,但它所反映的方剂的有效性与治疗的针对性值得我们好好学习与应用。

2. 在慢性肝病中的应用

李某,男,67 岁,患者为肝硬化失代偿期患者,腹水,脾大。主诉:腹水伴下肢水肿一年余。

[首诊]:2016 年 4 月 20 日

脉证:自述有少量腹水,下肢水肿,否认肝炎病史,面色黧黑,食欲不振。舌淡体大苔白腻,脉弦滑。以联合方组香砂六君子汤和胃苓汤治疗,处方如下:

第一方:木香 6g,砂仁 6g,姜半夏 6g,陈皮 6g,党参 9g,炒白术 9g,茯苓 12g,炙甘草 6g,生姜 3 片,红枣 4 枚。10 剂,水煎服,2 日 1 剂,早饭前温服。

第二方:苍术 6g,厚朴 9g,陈皮 6g,桂枝 6g,猪苓 9g,茯苓 12g,炒白术 9g,泽泻 9g,炙甘草 6g。10 剂,水煎服,2 日 1 剂,晚饭前温服。

[二诊]:2016 年 5 月 11 日

脉证:患者欣喜自述服上方后复查 B 超腹水已无,下肢水肿明显缓解,面色较前转佳,食欲好转。舌淡红苔白,脉沉弦细。以联合方组香砂六君子汤和真武汤治疗,处方如下:

第一方:木香 6g,砂仁 6g,姜半夏 6g,陈皮 6g,党参 9g,炒白术 9g,茯苓 12g,炙甘草 6g,生姜 3 片,红枣 4 枚。10 剂,水煎服,2 日 1 剂,早饭前温服。

第二方:制附子 6g,生白芍 9g,炒白术 9g,茯苓 12g,车前子 6g,生姜 3 片。10 剂,水煎服,2 日 1 剂,晚饭前温服。

该患者是我最近治疗的众多肝硬化患者中的一例。肝硬化属于慢性肝病,病因病机复杂,证候多变,依据其临床特点,可归属于"鼓胀""癥瘕"的范畴,且与"胁痛""黄疸""痞满"等密切相关。此病多因感受湿热虫毒或嗜酒过度、饮食不节或黄疸等病日久不愈转化而成,基本病机为正虚邪盛,肝气郁滞,横逆乘脾,脾失健运,久则肝脾肾俱损,而致气滞血瘀,水湿积聚,血瘀内结肝络而成癥瘕,水湿内停腹中则致臌胀。可见,其损伤过程是从脾胃到肝脾再到肝肾,病机复杂。患者来求诊,单用一个方如何能应对?很多医生针对其复杂病机,将活血化瘀和软坚散结的方药融入一首方剂中进行治疗,疗效并不理想,应该选择更适用患者的方证经验。中医的肝与西医的肝不太一致,中医的肝强调肝的疏泄,强调肝脾的关系,因此,肝病治疗首先要从脾胃入手。找我诊治的慢性肝病患者多为肝硬化失代偿期的病人,厌食、腹胀、出血等肝功能减退的症状,以及腹水、脾大等门静脉高压症的表现都很明显,甚至有的患者还会出现上消化道出血等并发症,这个过程是个恶性循环,患者状态越来越差。肝硬化的中医治疗不能一味地注重于消癥化积,利水消肿,而忽视了患者自身功能的重建。我在山西省中西医结合医院消化科查房 4 年之久,几乎每次会诊中都有肝硬化腹水患者。肝硬化腹水的发生机制比较复杂,其形成是多种因素综合作用的结果,是临床治疗的一个难题。如果单纯采用利水的方法,而忽略利水过程中对正气的损伤,势必使患者体质更加虚弱。因此,腹水的治疗应以扶正为主,温脾肾之阳气,治疗时要把扶正与利水结合起来。

针对慢性肝病的复杂病机,联合方组的运用可以有效缓解病情,改善症状。例如,肝硬化失代偿期患者,腹水、腹胀、恶心、食欲不振、大便溏薄、恶寒,如何治疗?单用一首健脾和胃的方剂,不解决腹水问题;单用一个利水消肿的方剂,不解决阳虚问题;而单开一首补阳的方药,又不解决胃肠问题。这一系列问题都是从实践中考察出来的,如何化解?就得用联合方组。先开一首健脾和胃的方药,如半夏泻心汤、小半夏汤、香砂六君子汤,保护患者的胃气,后天之本得固,气血生化有源,则肝有所藏;再开一首胃苓汤行气利水,胃苓汤系平胃散与五苓散合方,具有健脾除湿,行气利水的功效,水湿内阻之腹胀、水肿等症,多以胃苓汤投之,取其甘温化气之效,水湿得利,脾气得健,而腹胀、水肿自消;然后,再开一首真武汤兴脾肾之阳。三方交替轮服,健脾、利水、兴阳分步治疗。或者有的患者可以早饭前服一首方药,晚饭前服另一方,这也是联合方组的一种应用形式。

此外,近年来我研制出自拟雄芍汤治疗肝硬化晚期患者,疗效显著。肝硬化腹水患者往往病程漫长,加之长期依赖利尿剂治疗,损伤阳气,出现恶寒、四肢不温、精神萎靡等阳虚症状,我在治疗之初大多使用肾气汤,略有疗效,但是毕竟肾气汤中有地黄、丹皮等偏阴的药物,因此,后来大胆选用了真武汤兴阳利水。由于患者不单纯是阳虚水泛,往往同时伴有脾虚之食欲不振、大便溏薄之症,因此将附子汤与真武汤合用,并且易生姜为干姜,形成自拟雄芍汤,并将其制备成便于服用的雄芍颗粒。近年来,我的课题组不仅在临床中广泛运用雄芍颗粒治疗肝硬化腹水,而且在实验室中进行相关药效学和药理学研究,在实验和临床中都取得了显著的成果。患者服用此方后,腹水减少,精神好转,病情大为改善。当然前提也是用联合方组,如果单用温燥药物治疗也是偏激的。总之,肝硬化患者经过有效运用经方与联合方组治疗,取效明显。现在很多慢性肝纤维化、肝硬化的患者找我诊治时,会主动要求用联合方组。

3. 在慢性肾病中的应用

慢性肾小球肾炎、肾病综合征、慢性肾功能不全等都属于慢性肾病,可归属于中医的"水肿""腰痛""虚劳"等范畴,重者则为"关格"。慢性肾病临床表现多种多样,病机错综复杂,不仅有阴阳气血不足之虚候,更有其外邪、湿浊、瘀血、痰蕴等邪实。患者或因先天禀赋不足,或因后天劳倦内伤、久病失养、房事劳倦,终致脾失转输,肾失开合,膀胱气化失权,三焦水道失畅,水液停聚为病。脾肾两虚是导致慢性肾病发生的根本原因,因此,临证治疗,补益脾肾应贯彻始终。而且慢性肾病反复发作,病情迁延,正气被戕,易致阳气虚衰,不能化气利水,阴水泛滥,不循常道而见诸湿肿满之症,治疗宜兴阳利水,选用真武汤加减应用。此外,有些慢性肾病患者因氮质等代谢物潴留而引起明显的呕吐、恶心,可先用小半夏加茯苓汤止吐。

我父亲门纯德先生治疗肾病综合征等慢性肾病时,大都以如下四方交替轮服:第一方,小半夏加茯苓、伏龙肝汤,冲服猪苓散(猪苓需捣细末包煎,否则药力不达);第二方,香砂六君子汤;第三方,胃苓汤;第四方,真武汤。《金匮要略·痰饮咳嗽病脉证并治第十二》曰:"卒呕吐,心下痞,膈间有水,眩悸者,小半夏加茯苓汤主之。"是证呕恶,水气上逆,故第一方以小半夏汤降逆安中;饮停于胃,阻滞于膈,故加茯苓引水下行;伏龙肝调中燥湿,止呕很好,每必用之;吐久则津伤,本宜少饮,令胃气复,但每见渴则多饮,胃气本弱,新饮又停,故以猪苓散健脾行水。《素问·至真要大论》曰:"诸湿肿满,皆属于脾。"故第二方以香砂六君子汤除滞行湿,两和脾胃;中宫得益,再行利水。第三方继以胃苓汤投之,取其健脾燥湿更具化气利水之功。第四方真武汤兴阳利水,是治疗本病之关键方剂,可取收功之用。肾之阳气充沛,阴霾散却,脾肺得肾阳之蒸煦,温暖敷布,水气得行,浊阴得化,阴阳既济,诸证得平。治疗中诸方次递徐进,有条不紊,先降水逆,继化浊阴,复燥湿健脾,补益中宫,缓缓图本,待阳气得复,阴霾渐消,然后扶助肾阳,鼓动命门之火,共奏水消阳生之功。

我也采用联合方组治疗过很多慢性肾病患者,均取得了满意的疗效。前一段时间,我在深圳工作室出诊时,一位老患者专程去看望我。这位患者姓周,现在已八十岁了,他在 2000 年时从南方坐火车到太原后出现下肢水肿,检查尿蛋白(++),肌酐、尿素氮轻微升高,确诊为慢性肾炎,西医治疗后疗效不明显,经人介绍找我治疗。患者当时主诉腹胀比较严重,详细询问了他的饮食习惯,他平时吃饭口味重,我嘱咐他平素低盐饮食,吃饭要讲究,还规定了慢性肾病应该禁忌的食物,如豆制品、陈旧食物、不好代谢的食物等。在治疗的过程中,我基本采用香砂六君子汤、胃苓汤和真武汤交替轮服,患者的下肢水肿慢慢减轻,一个月后水肿消除,蛋白(±)。此后,患者一直信任着我,病情控制得很好。他在南方居住时间长,经常一年或者隔两三年回太原来看看我。患者此次去深圳工作室专程看望我,老人家还是那个状态,肌酐、尿素氮还是在正常范围上下波动,他对我说:"你的方子可好了,我隔段时间就把药轮流吃一吃。"用方用久了,患者都知道哪个方是消肿的,哪个方是健脾的,哪个方是治疗阳虚的。所以,一首好方子,真正的传承是这样的,经方兴起于民间,也扎根于民间。前不久,我们门氏流派专程赴大同整理和搜集我父亲的临证经验与原始资料,很多老患者家里至今还保存着先生当年亲笔书写的处方,有的患者把方子仔细装裱后挂到墙上,对我们说:"门老的方子我们要留着,你们可以拍照,但不能拿走。"患者把先生的处方作为一种珍藏。我们解释说,因为流派要搜集先生的原始处方,可以给予他们一些物质补偿,患者却说:"不是钱的问题,我们不要报酬,这是门大夫亲手开的方子,我们要留作纪念。"先生已离世三十余载,老患者仍然惦念着他,医患之间的感情非常深。

2013年,我回大同参观大同的新城区。走到一个小区,正好碰到当地中医学会的一位现任领导,我与他以往就熟识,因此他邀请我参观刚成立不久的一个规模很大的中医馆。我进去后,没有对医馆的人说明我的身份。医馆刚开业,老板是一位中年人,他看我对馆内的陈设很感兴趣,就带着我四处转转。在观看过程中,我们也聊了一些中医的话题,他叹息道:"现在的中医疗效不行了,老百姓信任程度不高了。"然后,就给我讲了个故事,他说:"我母亲那年得了尿毒症,看人家那中医!当时他给我母亲同时开了三个方子,吃了一号就不吐了,吃了二号就消肿了,吃了三号方就精神了,真是神医!"说的就是我父亲,陪同我的助手想要告知他我的身份,被我阻止了。只听他赞叹道:"这位大夫就是咱们大同市门纯德先生,这是好先生,这是好中医。"我记得二十世纪七八十年代,当时患者营养状态差,医院每年都会收治十余例尿毒症患者,我父亲都要去参与治疗。很多患者用联合方组治疗后转危为安,症状改善,病情稳定。这就是联合方组的功效!

今年7月28日我出诊时,一位患者的儿子和儿媳携一盒茶叶进入诊室,表达感谢之情。跟随我门诊的学生们起初并未在意,后闻及其为亡母表达谢意而来,都很动容。他的母亲姓杨,72岁,罹患慢性肾功能不全,找我治疗4年之久。患者病程较长,肌酐$275\mu mol/L$,尿素氮$13.5mmol/L$,尿蛋白(+)、血红蛋白$96g/L$、面色萎黄、食欲不振、恶寒、腰困、下肢水肿,我全程以联合方组治疗,一号方是顾护脾胃的香砂六君子汤、小柴胡汤或理中汤,二号方是行气利水的胃苓汤,三号方是扶助阳气的附子汤、真武汤或肾气汤。根据患者的情况,以两方或三方交替轮服。运用联合方组后,患者食欲和精神明显好转,从每日口服5片激素到停服激素,从易感冒到几乎不感冒,可见联合方组在慢性肾功能不全中的疗效。今年6月9日患者来诊时较前明显消瘦,并自述恶心、腹胀、嗜睡,我疑其病情加重,嘱咐她必要时住院检查治疗。患者于6月22日出现身黄、目黄等症,经检查确诊为胰腺癌晚期,胆管阻塞,收治于ICU病房,终因诸脏功能衰竭,于7月18日去世。她的儿子告诉我,患者于弥留之际,再三嘱咐他前来答谢 4 年的顾护之情。4 年来,每一次就诊都是我们医患之间的一次约定。虽然知道这些慢性重症患者随时都可能病情恶化,我在每一次门诊时仍然盼望他们能如期就诊,期待为他们延年益寿。一些老患者病情危重,不能来诊时,往往会嘱咐孩子或家属前来告知。更有患者于弥留之际,遗憾未能当面表达感谢,还要特意嘱咐家人代替他们来答谢。这些患者与我亦亲亦友,心怀感恩,临终仍念。尊重每一个患者,患者就会同样尊重我们! 这是我们的使命也是义务!

4. 在肿瘤病中的应用

(1) 肺癌

蔡某,男,53 岁。诊断:支气管哮喘,COPD,左肺上叶肺癌。主诉:咳喘半年余。

[首诊]:2015 年 12 月 9 日

脉证:患者自述咳嗽,动则气喘半年余,痰多稀白,遇冷咳喘加重,夜间不能平卧,纳差,腹胀,舌淡红苔白,脉数。处方:①香砂六君子汤,②苓甘五味姜辛汤。

第一方:木香 6g,砂仁 6g,党参 9g,炒白术 9g,茯苓 12g,姜半夏 6g,陈皮 6g,苏子 9g,款冬花 9g,炙甘草 6g,生姜 3 片,红枣 4 枚。10 剂,水煎服,2 日 1 剂,早饭前温服。

第二方:茯苓 12g,五味子 6g,干姜 5g,细辛 3g,炙甘草 6g。10 剂,水煎服,2 日 1 剂,晚饭前温服。

[二诊]:2015 年 12 月 30 日

脉证:患者服上方后咳喘减轻,稀白痰减少,夜间已可平卧,食欲增加腹胀减轻,可外出散步 500 米,舌淡红苔白,脉数。处方:①理中汤加味,②射干麻黄汤。

第一方:党参 9g,干姜 4g,炒白术 9g,姜半夏 9g,黄芩 6g,炙甘草 6g。10 剂,水煎服,2 日 1 剂,早饭前温服。

第二方:射干 5g,蜜麻黄 4g,苏子 9g,款冬花 9g,紫苑 9g,干姜 4g,五味子 6g,姜半夏 6g。10 剂,水煎服,2 日 1 剂,晚饭前温服。

原发性支气管肺癌简称肺癌,是指起源于支气管黏膜或腺体的恶性肿瘤。肺癌的发生与吸烟、环境污染、职业致癌因子及电离辐射有关,临床可表现为咳嗽、咯血或持续痰中带血、喘鸣、胸闷、气急及体重

124

下降。肺癌的西医治疗主要以外科手术、放射治疗和化学治疗为主，而中医应该怎么治呢？肺癌患者多以咳喘为主，尤其是老年吸烟肺癌患者，多有慢性支气管炎病史，痰量较多。脾为生痰之源，肺为贮痰之器。患者在咳喘的同时，往往伴见纳差、腹胀、腹满等症，脾胃功能差。此时，需脾肺兼治，大病以胃。同学们谨记，中医治病不要针对病理，比如肺癌，我们不是根据鳞癌或腺癌的组织学分类去治疗的，而是针对患者的功能状态。患者食欲不振、腹胀、腹满，虽然有咳喘，但不能一味止咳平喘，而应先用香砂六君子汤健脾除湿或理中汤温中健脾。所以，肺癌的治疗采用联合方组的方法，疗效很好。我一般先开一首理中汤或香砂六君子汤让患者早晨服用，晚上另开一剂射干麻黄汤或自拟苏子理肺汤。该患者是我治疗的众多肺癌患者中的一例，他初诊时症状很重，动则气喘，夜间不能平卧，在使用香砂六君子汤和苓甘五味姜辛联合治疗后，气喘明显减轻，可外出散步 500 米，这一点小小的进步对常人来说无关紧要，对于一个肺癌患者可真不容易。而且患者夜间已可平卧，对于咳喘病人而言，能够平卧是多么大的改善，这就是联合方组的疗效！患者最近仍在坚持使用联合方组治疗，状态良好，精神和饮食都已明显好转，稍有咳喘，他本人也非常有信心。

近十余年来，我的患者中肺癌患者的比例逐渐增多，积累了丰富的治疗经验。我治疗的肺癌患者中，普遍生存期较长，甚至一些患者找我诊治已有十余年之久。其中一位患者姓顾，今年已 87 岁了。他在 2001 年时因咯血确诊为肺癌晚期，当时已经不能手术，只能采用化疗的方法。患者化疗后胃气极虚，米水未进，因为子女们很孝顺，找我看病的唯一目的，就是想让他父亲临走的时候吃点饭。患者来门诊后，骨瘦如柴，咳声低微，少气懒言，功能已近衰竭，我当时开的是理中汤，小红参、炒白术、干姜、炙甘草，共四味药。一周之后，患者复诊时面色已现红润，饮食明显转佳。之后，我一直采用联合方组治疗，第一方理中汤或香砂六君子汤，第二方射干麻黄汤或自拟苏子理肺汤，温肺兴阳，更注重胃气。联合方组的运用，再加上我经常鼓励他，从精神上给予支持，患者的病情平稳，精神状态很好。15 年过去了，我们医患之间建立了深厚的友情，患者是江苏无锡人，每年都要回无锡老家居住一段时间，回到太原时就找我调理身体，还给我带一盒无锡的排骨。到现在为止，我已经吃了十几盒排骨了。这就是联合方组的疗效，这

125

就是中医的疗效！

(2)原发性肝癌

原发性肝癌是指原发于肝细胞或肝内胆管细胞的癌肿,是常见的恶性肿瘤之一。起病隐匿,中晚期症状明显,肝区疼痛,食欲减退、腹胀、恶心、呕吐,还有肝脾肿大、黄疸与腹水等体征。原发性肝癌患者往往经过了漫长的慢性肝病的过程,很多患者在确诊肝癌前常有肝硬化病史,脾胃功能较弱,恶心、纳差,正气虚衰,如果伴见黄疸、腹水者,还有气滞、湿阻等邪实存在。因此,肝癌病机复杂,单用一首方剂不能解决所有问题,而采用联合方组就能邪正兼顾,祛邪扶正。举例加以说明。

焦某,男,49 岁。诊断:原发性肝癌,肝硬化。患者肝癌晚期伴多脏器转移,病情重,腹水,脾肿大,身目俱黄,黄色晦暗。他家庭经济条件差,经他医中西医治疗后效果欠佳,经人介绍找我治疗。我在诊治过程中一直使用联合方组治疗,效果非常好。在 2015 年 8 月时,患者黄疸突然加重,总胆红素明显升高,病情危重,在这种情况下,我依然以顾护脾胃为主,第一方香砂六君子汤,第二方茵陈五苓散。开始茵陈用量较大,后来随着黄疸减轻,茵陈也逐渐减量。持续治疗至今,目前患者病情控制稳定。下面是他病情加重时的治疗情况。

2015 年 8 月 19 日,脉证:患者最近病情加重,目黄、身黄、小便黄,黄色晦暗,呕吐,腹胀,精神萎靡,肝功示:总胆红素 62.8μmol/L,舌淡苔白腻,脉沉。处方:①香砂六君子汤,②茵陈五苓散。

第一方:木香 6g,砂仁 6g,党参 9g,炒白术 9g,茯苓 12g,姜半夏 6g,陈皮 6g,干姜 5g,炙甘草 6g,红枣 4 枚。10 剂,水煎服,2 日 1 剂,早饭前温服。

第二方:茵陈 30g,炒白术 12g,茯苓 15g,猪苓 9g,泽泻 6g,桂枝 10g,车前子 5g。10 剂,水煎服,2 日 1 剂,晚饭前温服。

2015 年 9 月 9 日,脉证:患者服上方后黄疸较前减轻,已不呕吐,腹胀缓解,精神好转,近日泄泻,复查肝功示:总胆红素 53.87μmol/L,舌淡苔白腻,脉数。处方:①香砂六君子汤,②茵陈五苓散。

第一方:木香 6g,砂仁 6g,党参 9g,炒白术 9g,茯苓 12g,姜半夏 6g,陈皮 6g,干姜 5g,炙甘草 6g,红枣 4 枚。10 剂,水煎服,2 日 1 剂,早饭前温服。

第二方:茵陈 18g,黄芩 10g,炒白术 12g,茯苓 15g,猪苓 9g,泽泻 6g,桂枝 10g。10 剂,水煎服,2 日 1 剂,晚饭前温服。

2015 年 10 月 14 日,脉证:患者黄疸已明显减轻,复查肝功示:总胆红素 23.61 μmol/L,手心热,呕恶,心烦,舌淡红苔白,脉数。处方:①香砂六君子汤,②胃苓汤。

第一方:姜半夏 9g,木香 6g,砂仁 6g,党参 9g,炒白术 9g,茯苓 12g,陈皮 6g,干姜 5g,炙甘草 6g,红枣 4 枚。10 剂,水煎服,2 日 1 剂,早饭前温服。

第二方:厚朴 6g,陈皮 6g,苍术 6g,炒白术 12g,茯苓 15g,猪苓 6g,泽泻 6g,桂枝 9g,茵陈 15g,炙甘草 6g。10 剂,水煎服,2 日 1 剂,晚饭前温服。

如上所述,患者找我治疗时病情危重,在治疗期间,我一直采用联合方组的形式,第一方理中汤或香砂六君子汤健脾和胃,第二方茵陈五苓散利湿退黄,第三方胃苓汤行气利水,其中两方或三方交替轮服,或两首方剂早晚分服,患者黄疸明显消退,病情稳定,精神状态良好。可见,大病以胃,越是大病重病越要注重胃气。肝癌的治疗采用联合方组的方法,全程顾护脾胃,疗效显著。

(3)胰腺癌

孙某,男,44 岁,胰腺癌患者。主诉:腹胀一月余。

[首诊]:2016 年 3 月 16 日

脉证:患者经过手术及化疗后,近期腹胀,便秘,纳可,疲乏无力,精神不佳,腹部 B 超示:胆管积气,腹膜后、腹腔肠系膜多发淋巴结肿大,盆腔积液。舌红苔少,脉细。处方:①理中汤,②香砂六君子汤。

第一方:人参 5g,炒白术 9g,干姜 4g,姜半夏 5g,连翘 5g,炙甘草 6g。10 剂,水煎服,2 日 1 剂,早饭前温服。

第二方:木香 6g,砂仁 6g,陈皮 6g,姜半夏 6g,党参 9g,炒白术 9g,茯苓 12g,苏子 9g,款冬花 9g,厚朴 6g,干姜 4g,炙甘草 6g,大枣 4 枚,10 剂,水煎服,2 日 1 剂,晚饭前温服。

[复诊]:2016 年 4 月 6 日

脉证:患者服上方后排矢气增多,腹胀明显减轻,精神转佳,现腰部酸困,周身恶寒,四肢厥逆,3 天前腹泻,大便溏薄,舌黯苔白,脉弦细。处方:①四逆汤,②香砂六君子汤。

第一方：制附子 6g，干姜 4g，炙甘草 4g。10 剂，水煎服，2 日 1 剂，早饭前温服。

第二方：木香 6g，砂仁 6g，陈皮 6g，姜半夏 6g，党参 9g，炒白术 9g，茯苓 12g，炙甘草 6g，干姜 4g，大枣 4 枚，10 剂，水煎服，2 日 1 剂，晚饭前温服。

[三诊]：2016 年 4 月 28 日

脉证：服上方后大便已成形，现在 2 日 1 行，便质稍干，精神好转，恶寒减轻，手足不温，舌红苔白，脉弦细。处方：香砂六君子汤。

方药：木香 6g，砂仁 6g，党参 9g，炒白术 9g，茯苓 12g，陈皮 6g，姜半夏 6g，苏子 9g，款冬花 9g，干姜 4g，枳实 6g，炙甘草 6g，大枣 4 枚，10 剂，水煎服，2 日 1 剂，晚饭前温服。

胰腺癌恶性程度高，病情发展快，预后差。临床主要表现为上腹部疼痛、食欲不振、黄疸及消瘦。近年来，胰腺癌发病率明显增高，找我治疗的胰腺癌患者也逐渐增多。大病以胃，我的治疗理念依然是以顾护胃气为主，必要时采用联合方组。该患者是我近期诊治的一位胰腺癌病人，手术及化疗后体质虚弱，精神不佳，因胆管积气出现腹胀等症，我先以理中汤和香砂六君子汤联合治疗，其中理中汤温中祛寒，补气健脾，香砂六君子汤健脾和胃，除湿消胀，方方不离胃气。患者服上方后，腹胀明显减轻，精神转佳，但是由于不慎感寒，腹泻、周身恶寒阳虚之证凸显，而原来的腹胀虽有减轻，仍然存在。因此，早晨服用四逆汤回阳救逆，晚上服用香砂六君子汤健脾除湿。患者使用联合方组后，腹泻止，精神好转，恶寒减轻，这就是联合方组的功效！

我在运用联合方组治疗恶性肿瘤方面的经验非常丰富，不止肺癌、原发性肝癌和胰腺癌，宫颈癌、乳腺癌、淋巴癌及肾癌等其他癌症的治疗效果也较好。看看上面用的方子，大家可以发现，我在治疗肿瘤时并没有使用抗肿瘤的中药，而是着眼于患者的功能，全程顾护脾胃。肿瘤的治疗，一要有胃气，二要有求生的欲望和勇气，三要有足够的文化素养来支撑，理性地对待疾病，只要在精神上不垮，胃气加以养护，病情是可以缓解的。

联合方组广泛应用于慢性病、疑难病的治疗中，而临床使用联合方组应该注意哪些问题呢？联合方组的规范使用问题，目前还没有完全成形与系统的理论。我根据多年来继承先生的经验与我自身使用联合方组的体会,整理如下几点,提供一些思路,意在抛砖引玉,供大家参考。首先,先用单方,再用方组。联合方组中使用的方剂都应该是实践过的,而且是使用的很纯熟了,然后才能再去组合成方组使用,先生当年用联合方组源于实践,源于对患者的考察,源于疾病周期规律的调查。临床上积累不到一定阶段,运用不了联合方组,单方还没掌握,怎会取用群方? 这是第一条规范。第二条规范,联合方组多用于迁延不愈的慢性疾病,因为慢性疾病的演变规律、病机病程一般是可预见的,而对于一些外感病、急性热病如流感、猩红热、扁桃体炎、腮腺炎、阑尾炎、肠梗阻等,包括一些危重病人,特别是婴幼儿的一些疾病,不主张用联合方组。因为这些病证的证候单纯,变化无常,转归迅速,不易掌握规律。第三条规范,方组中用方用药的思路不能偏离太大,不能上午开一个偏于寒凉的方,下午开一个偏于温燥的方,方子间要有相辅性、相佐性,不能有相反性、对立性。第四条规范,注重胃气、注重功能,这一理念既是山西门氏杂病流派的学术特色,也是使用联合方组这一诊疗技术的关键所在,这与我的临床实践是一致的。

七、兴阳温运

（一）什么是兴阳法

"兴阳温运"，亦谓之"兴阳法"。"兴阳"，即振奋阳气，"兴阳法"是通过使用温热药物振奋阳气，从而振兴人体功能。兴阳法是中医的一个特色，也是方证经验的重要实践内容之一。

学习兴阳法应先从五苓散证谈起。五苓散属于桂枝类方，由桂枝、泽泻、白术、茯苓和猪苓五味药物组成，是太阳病蓄水证的主方，具有利水渗湿，温阳化气的功效，可归属于兴阳利水法，通阳化气法。我跟随父亲门纯德先生学习时，先生经常使用五苓散，在临证时给我很多启发。学中医就是学方用方的过程，对方剂的理解和掌握关键在于临证运用，只有在实践中反复运用才能体悟方剂之内涵，掌握方剂之精髓，而一首方子的第一次运用更是令人印象深刻。我第一次运用五苓散的经历至今仍然记忆犹新。

那是 20 世纪 80 年代，当时我正在大同市中医院实习。患者是一位糖尿病病人，在那个年代糖尿病并不多见。患者去医院就诊并不是治疗糖尿病，他的主诉就是口干，口干到难以形容的程度，舌质红，苔少，一派阴虚燥热之象。我是患者的主管大夫，他住院前已久经治疗未见好转。他对我说："门大夫，你能不能不开我以前吃过的那些药，吃了没用。"听他的陈述，前医曾用一贯煎、麦门冬汤、六味地黄丸等养阴的方剂治疗而收效甚微。综观脉证，患者一派阴虚之象，用养阴药物，从辨证角度而言是准确的，然而为何疗效不佳呢？于是，我详问病史，细审病情，方知患者罹患糖尿病多年，口干之症也已迁延日久，并非早期消渴之症。目前为止，我曾治疗过很多小儿糖尿病，一般经过一次治疗后就能显著改善症状。因为早期糖尿病多属阴虚燥热，一贯煎或麦门冬汤滋阴润燥，治之多效。但是，消渴后期，病程日久，患者往往功能虚衰，阴阳俱虚，尤以阳虚为重。久病多阳虚是疾病的共同规律,难治的病也多阳虚,这是中医的经验体系。久病的糖尿病患者不是没有阴虚病机的存在,只不过阴虚与阳虚是主辅关系,正如六味地黄丸与肾气丸的关系。六味地黄丸适用于病情偏轻的患者,故小儿多用;肾气丸则适用于病情较重者,这就是鉴别。因此,二者只有功能的区分,不是绝对的对立。然而,我们后来学了所谓的哲学,就将这两个方子矛盾化了,认为六味地黄丸补阴,而肾气丸补阳,其实它们都具备补肾的功能,所以名为肾气丸,而没有称之为肾阳丸或者肾阴丸。

这位糖尿病口干患者脉偏沉,但不是重按始得的典型沉脉,而是与其自身体质相比偏沉的脉象;食欲尚可,没有消渴典型的消谷善饥症状;口干喜热饮。患者之口干不同于附子汤治疗之口燥证,其实质是腺体功能失调,证属阳虚,法以通阳化气,故用五苓散治之。我告诉他先开1剂药,观察疗效。当天是周六,周日休息,等到星期一查房时,患者喜形于色,高兴地说:"门大夫,我的口干好多了,你的药喝了真舒服!"我记得当年学方剂时,门理章老师详细讲解过五苓散,阳化气,阴成形,主要讲到这个方子和阴阳的关系。五苓散的配伍精妙,通阳化气,健脾利湿,祛湿化滞,方中桂枝、白术温经通阳,健脾燥湿,即合《内经》"阳化气"之理;茯苓、猪苓、泽泻性味甘淡,利水渗湿,即合《内经》"阴成形"之理,分清泌浊,排泄代谢产物,留下了真阴,恰恰阴阳既济,文化上解读就是如此。如果从人体功能角度理解,是因为药物帮助人体的阳气运行,功能运行,整体运行,所以,温运是贯穿经方的方证经验和中医的特色之一。

我的父亲门纯德先生是兴阳法的首创者,他称之为"兴阳温经通脉法"。先生是以研究血栓闭塞性脉管炎而为大家所熟知的,然而,他并不是在治疗之初就想当然地使用乌头桂枝汤,也不是突然就创立了兴阳法来治疗血栓闭塞性脉管炎,兴阳法的创立经过了长期的临床实践。先生在临证中广泛使用温热药物治疗慢性病、疑难病,逐渐积累了经验,形成了认识,如兴阳法治疗肾萎缩、冠心病危症、胃下垂、不孕症、虚寒久泻等,都离不开温运这一法则。基于这种中医治疗经验的有效性,先生很早就意识到这一点,所以他首倡兴阳法以兴阳温运。在他所处的那个时代,人们近寒远热,苦寒药多用而温热药少用,因此,从六七十年代开始,他就慢慢积累运用温热药的经验并逐步形成理论认识。期间,中医界一些有识之士也在探索这一理论。现在的火神派重视阳气,强调扶阳,也是有临床依据的。但是,兴阳法不是火神派。任何一种理论都是有针对性和限制性的,不从临床出发,而是单纯用一种文化去整合,偏激地去认识,虽然有效,但是没有对人体的功能全面理解,这样容易造成认识的偏差。不同的理论可以多探讨,然而,一味地去寻求问题的唯一答案,这种认识未免偏颇。此外,除了敬意,对于理论我们也应怀着慎重的态度,怀疑一切。实践出真知,理论要靠实践的验证,要在实践中真实地运用它。一些实践者在临证时超大用量地使用温热药,虽然胆量可嘉,但是更重要的应该是在原有方证基础上的研究,寻找和总结方证经验的普遍规律。

门纯德先生所提倡的兴阳法有一些基本要素,其中,最重要的就是经方为用。先生临证时主要运用经方,这就是兴阳法的立足之点。我常对弟子们说,你们是要站在古人的肩膀上发展,还是站在古人的足下发展呢?经方的形成经过了反复实践和严格验证,其组方严谨,配伍精妙,疗效卓著,而临证时无视经方,重新组合方药,究竟是进步还是退步,这是值得我们探讨的一个问题。先生是在用方来探讨兴阳法的方证规律,特别是在治疗慢性病、疑难病、久治不愈的疾病时尤其擅长运用经方,如通脉四逆汤治疗冠心病危症,乌头桂枝汤治疗变应性亚败血症,四逆汤治疗肾萎缩,甘草附子汤治疗类风湿性关节炎,麻黄附子细辛汤治疗腺病毒性肺炎危症,附子汤治疗不孕症等。同样,我在前几讲所列举的病例中运用兴阳法的比例较多,四逆汤、附子汤、理中汤等兴阳温运的经方使用频率较高。由此可知,兴阳法是中医的一大特色,既能体现出中医的有效性,又能彰显中医的特色和价值。兴阳温运,阴阳既济,阳在先。《素问·生气通天论》云:"阳气者,若天与日,失其所则折寿而不彰,故天运当以日光明。"取类比象,雾霾又称为阴霾,因为天气阴沉,湿气较大时,雾霾出现;阳光普照,则雾霾消失,阳气就是如此重要。至于后世的真阴之说,是为了解读温病学中的阴液问题,真阴作为人体一种特殊的物质,不是严格意义上古代所讲的阴阳。

古人虽然没有现代精密的仪器和先进的科学知识,但是通过观察自然现象形成了朴素的认知,并用文化的方式表述出来,故云"天运当以日光明"。先生在此基础上又补充了一句,"人生当以阳气运",这句话非常有价值。"生"包括"身"的含义,从健康角度讲,也可称之为"人身当以阳气运"。总之,人的一生,不论是从道德、文化、健康的角度,还是生活环境和饮食结构方面,都要追求一种阳气,也叫正气。中医学历来重视阴阳辨证,如《伤寒论》开篇就讲到,要辨脉的阴阳。原文为:"问曰:脉有阴阳者,何谓也? 答曰:凡脉大、浮、数、动、滑,此名阳也;脉沉、涩、弱、弦、微,此名阴也,凡阴病见阳脉者生,阳病见阴脉者死"。脉大、浮、数、动、滑,此为阳,虽病,好治也;脉沉、涩、弱、弦、微,此为阴,难治也。这是张仲景对于阴阳的概述。所谓阳证,病在外,属于好治的病。例如邪气侵袭人体,正气抗邪,若正气强盛,正胜于邪,则属阳证,较易治愈。阴证,则难治。同学们在学习中医之初易于将中医概念化,把阴阳作为一种矛盾对立的认识,这样的认知是不准确的。在诊断学上,阴阳是对于疾病的病性和病情的判断;在治疗学上,阴阳则决定着治病方向、治疗原则和临床用药。中医在外感病和急性病的治疗中很有优势,然而,由于种种原因,目前的现状是,找中医诊治的往往是慢性病、疑难病。回顾多年来慢性病和疑难病的临证实录,总结治疗经验时,我逐渐体会到中医的优势与趋向。根据多年的临床经验,我发现慢性病、疑难病的患者,大多功能不足或功能虚衰,如久泻不愈、顽固呃逆、长期慢性咳嗽等,阳气不足者并不罕见,以肝硬化腹水(臌胀)为例加以说明。目前,臌胀的中医治疗主要着眼于活血化瘀、软坚散结、疏肝解郁,以及运用利水药物治疗腹水,这些治法几乎成为一种固定的治疗模式。然而,臌胀患者多由各种慢性肝病发展而来,在漫长的病程中不同程度地伴有阳气的耗伤,如果忽视患者的功能状态,对于阳虚患者不从兴阳温运的角度进行治疗,自然无法取得满意的疗效。

(二)兴阳法的分类

兴阳法是个统称,兴阳温运是对这一类方证经验的概括,是中医治疗慢性病、疑难病的优势所在,有时在外感病的治疗中亦能发挥显著的疗效。根据兴阳方剂的不同功效,兴阳法又可以分为以下五类,兴阳解表法、兴阳温中法、兴阳除痹法、兴阳利水法和兴阳通脉法。

1. 兴阳解表法

外邪侵袭人体,卫表不固,肺气失宣,机体出现功能不足的表现,风寒束表者宜辛温解表,营卫不和者宜调和营卫,阳虚外感者宜兴阳解表,皆属于兴阳解表法,代表方剂如麻黄汤、桂枝汤、麻黄附子细辛汤等,用于外感表证疗效卓著。

　　贺某,女,38岁。2016年5月28日首诊。患者产后2月余,因数日前开窗睡觉而出现咳喘,恶寒,汗出,手足麻木等症,舌黯苔白滑,脉沉。《金匮要略·妇人产后病脉证治第二十一》云:"产后风,续之数十日不解,头微痛,恶寒,时时有热,心下闷,干呕,汗出,虽久,阳旦证续在耳,可与阳旦汤。"患者产后2月,机体功能不足,眠后受风,营卫不和,肺气失宣,而现汗出、恶寒、咳喘诸症,故用桂枝汤加味以调和营卫,解表平喘。处方:桂枝9g,生白芍9g,炙甘草6g,厚朴5g,杏仁5g,苏子9g,冬花9g,生姜3片,红枣4枚,7剂,水煎服,1日1剂。患者是我的朋友,服药1剂后,咳喘大减,短信欣喜告知,"您开的药真管用,吃上立马见效。"我短信回复她,"产后病,多营卫不足,我用桂枝加厚朴杏子汤,就是经方之治! 多喝热水,禁忌生冷,养息数日即可痊愈。"

　　产后多不足,并不难辨,关键是方证。产后诸证中,附子汤证、桂枝汤证和柴胡汤证比较多见。有时还有些虚热者,栀子豉汤或竹皮大丸也可治之。若证见情绪低落,心烦,胆小畏风,乳汁不畅,手心热,脉细弱者,则属补中益气汤证。该患者咳喘、恶寒、汗出,舌黯苔白滑,脉沉,此属功能不足态,为桂枝汤证,故用桂枝汤加味调和营卫,疗效显著。

　　2. 兴阳温中法

　　外寒直犯中焦,或过服寒药,损伤阳气,或贪凉饮冷,伤及脾胃,导致中焦虚寒者,法以兴阳温中,代表方剂为理中丸,以辛温之干姜为主要药物,白术、人参、甘草,兴阳,健脾,温中。

　　耿某,男,76岁。诊断:多发性骨髓瘤化疗后合并肺部感染,肺心病。2015年10月20日首诊。患者因罹患多发性骨髓瘤长期服用化疗药,不欲饮食,咳嗽,气喘,胸部憋胀不适,形体消瘦,舌黯苔白,脉沉。患者罹患恶性肿瘤,久经化疗后胃气极虚,不欲饮食,形体消瘦,因合并肺部感染、肺心病,而致咳喘,故用理中汤和射干麻黄汤联合方组治疗。处方:①人参5g,干姜5g,炒白术9g,姜半夏9g,炙甘草6g,10剂,2日1剂,水煎服。②射干5g,蜜麻黄5g,苏子9g,冬花9g,紫菀9g,干姜5g,五味子9g,姜半夏6g,10剂,2日1剂,水煎服。嘱患者上两方交替服之。复诊时,患者自诉服药后咳嗽明显缓解,饮食好转,精神转佳,他微笑着对我说:"门大夫,我得病以来从来没有感觉这么好过。喝了药,胃口好了,咳嗽也减轻了,您的药真管用!"我也非常欣慰。患者为高龄恶性肿瘤患者,加之化疗损伤胃气,疾病已逐渐消磨了患者求生的意志,在初诊时,他也表达了被病痛折磨的痛苦及对生命的不留恋。然而,就是这样一个原本准备放弃生命的肿瘤患者,在使用理中汤兴阳温中,射干麻黄汤止咳定喘后,重燃生命的希望,坚定了生存的信心。这两个方子并没有针对恶性肿瘤治疗,而是立足于患者的功能状态,久病多阳虚,兴阳温中,止咳定喘,理中汤注重胃气的顾护,射干麻黄汤注重保护肺气,促进恢复肺脏功能,脾肺同治,疗效显著,充分说明中医的有效性。

在恶性肿瘤的中医治疗中,目前普遍采用软坚散结的治法,或大量使用白花蛇舌草、半枝莲和肿节风等现代药理证实具有抗肿瘤作用的中药。但是,我在治疗恶性肿瘤时并没有采用这些方法。其实,到目前为止,我治疗肿瘤的方法依然没有跳出中医的思维。从中医思维而言,中医并不认识恶性肿瘤,但是中医了解患者的功能状态,通过调整患者的状态来治病。经我调治的癌症患者绝大多数都活着,这一事实告诉我们中医的生命力和中医对疾病的解读,这一事实也可以给现代医学提供很多治疗恶性肿瘤的证据和思路。久病阳虚,癌症患者阳虚者并不鲜见,通过兴阳法振奋阳气,增强代谢,解决外周阻力,帮助患者克服疾病的其他因素,如饮食因素、环境因素、代谢因素,激发人体正常的功能而改善症状,治疗疾病。只要正气还在,癌症患者就能活着。我常对患者们说,照我的方法治疗,咱们保证过大年。我之所以有时在讲课时稍显激愤,是因为作为医生,我的内心世界始终装着沉甸甸的东西,我的世界里除了学生就是患者,我的患者在等着我下一次给他们看病,我也在等着他们下一次来,来了以后再给他们延年益寿,就是这个单纯的目的。在治疗的过程中,取得了一些良好的疗效,都是基于中医的方证经验。经方的使用,兴阳法的使用,联合方组的使用,贯穿其中,才能收到满意的疗效。

3. 兴阳除痹法

风寒之邪侵袭人体,痹阻经络,气血运行不畅,导致肢体筋骨、关节、肌肉疼痛、重着,或关节屈伸不利,治宜兴阳除痹,代表方剂如乌头桂枝汤、桂枝附子汤、白术附子汤、甘草附子汤、桂芍知母汤等。

王某，男，40岁。患者来自山西平遥，罹患类风湿关节炎，因关节疼痛逐渐加重，慕名求诊。他患病时间不长，类风湿因子（＋），血沉很快，C反应蛋白升高。患者手足关节僵硬、疼痛，属于《金匮要略》中典型的"诸肢节疼痛"，患者曾大量口服西乐葆等非甾体类抗炎镇痛药而收效甚微。基于对我的信任，患者患病不久就前来找我诊治，当时并未使用来氟米特和激素治疗。诊见：患者关节剧烈疼痛，行走不便，只能以极小的步幅挪着走路，颜面沉黑，恶寒，脉沉细。此属阳虚之痹证，宜兴阳除痹，用乌头桂枝汤、当归四逆汤、香砂六君子汤组成联合方组，三方交替轮服，进行整体论治。二诊时，患者关节疼痛大减，行走较前稳健，因不慎外感，故以桂枝芍药知母汤和小柴胡汤收底，两方交替服用。此后，患者关节疼痛基本消失。这位患者是我治疗痹证取效最快的一例，这就是兴阳法的疗效。

4. 兴阳利水法

脾肾阳虚，水湿聚而不化，溢于肌肤则致水肿；水湿下注，则腹泻便溏；聚而不行，则小便不利，治法宜兴阳利水，代表方剂如五苓散、真武汤、苓桂术甘汤、实脾饮等。

晋某，男，25岁。2007年2月5日初诊。患者于1年前感冒发烧后出现全身浮肿，尿少，尿常规示：尿蛋白（＋＋＋），血浆白蛋白25g/L，血胆固醇升高，肾穿刺结果示：轻度系膜增生性肾小球肾炎，诊断为肾病综合征。住院治疗予泼尼松龙450mg冲击后尿量有所增加，浮肿减轻，尿检示：尿蛋白（＋），15日后出院。出院后服用激素、免疫抑制剂及中药汤剂治疗，病情时轻时重。一月前因外感后，周身水肿，以双下肢为重，经人介绍找我诊治。诊见：小便短少，腰困，恶寒，纳差，情绪低落，脉沉数，尿蛋白（＋＋＋），肌酐、尿素氮升高。现口服泼尼松每日30mg，环磷酰胺0.2g隔日一次。患者携带着前医的中药处方，我仔细查看那些处方，其开方思路依然离不开现代医学的影响，多为补肾、活血、利水等中药组合而成。患者自诉已经服用上述方药一段时间，但是症状没有明显的改善。我反复强调，大病以胃，久病以胃，平人以胃。这位患者长期服用激素，机体代谢功能很差，脾胃是核心问题，因此，我一改方证，给予他香砂六君子汤健脾除湿，顾护脾胃之阳，以增进食欲，提高机体的抗病能力。香砂六君子汤等调理脾胃的方剂非常适用于慢性肾病的患者,当然,我现在临床上用得更广泛灵活了,已经不局限于肾病。多因素致病,必须多因素解决,这与日常生活是密切相关的。久病多阳虚,患者共找我诊治四月余,我以真武汤、胃苓汤、香砂六君子汤等方药治之,患者水肿明显改善,食欲转佳,病程后期,患者病情有点热变,故以门氏保元汤收底。调治四月后,患者诸症消失,停用激素,尿蛋白(一),血脂、肾功亦恢复正常。当然疗效的取得也归功于患者前期利用激素控制了病势的进一步发展,稳定了病情。我们中医在诊治疾病时要合理应用现代医学知识,特别是在疾病的急性期纠偏,激素的使用是必要的。

感染后所引起的系膜增生性肾小球肾炎,以及类风湿性关节炎,都属于有自身抗体参与的自身免疫性疾病,属于功能五态中的功能失常态,病情变化较快,因此,中医应该在疾病发展的不同阶段使用不同的方剂。疾病有一个变化的过程,患病病情危急时,往往是功能状态最低下的时候,大多属于阳气不足甚或阳气衰微,因为阳的虚损是瞬间的,而且一旦无法纠正,病情会一直发展下去。就像冬季雾霾严重时,往往是阴天,太阳升起,阳光普照,阴霾瞬间就消失了,比任何治霾的方法都有效。因此,阳气对于大自然和人体都非常重要。从某种意义上讲,我为什么要讲"人生当以阳气运",而不说"人身当以阳气运"呢?就是强调人要有精神和物质两方面同时存在,才叫人生!人生当以阳气运,那么推演到一个疾病及对疾病的认识也是如此。我们在临床经常发现,家庭中一个成员罹患了恶性肿瘤,往往一个家庭就崩溃了,悲观情绪蔓延,这种状况对疾病的治疗没有一点好处。表面上疾病是客观的,物质决定精神,物质第一性,疾病的病理性质和精神关系不大。但是,由于确诊肿瘤给一个患者乃至一个家庭,所导致的心理上的无望,以及高昂的治疗费用所形成的经济上的沉重负担,所有这些负面情绪和因素对疾病本身绝无好处。如果这个家庭有知识,有文化,有阳气,有阳光,能够给予患者理性的呵护,并且通过治疗减少患者身体的痛苦,我们有时可以善意地对患者隐瞒病情,让患者在阳光下克服疾病,奇迹往往容易产生。由于时间关系,不能列举太多肿瘤患者的病例,但是,近十年来,找我诊治的肿瘤患者非常多,而其中很多人都还健康地活着。我治疗肿瘤其核心是,我能把阳气、人体的正气与我的医学知识和治疗经验融汇在一起,慢慢潜移默化地传授给患者,让患者逐渐形成自身抵抗疾病的能力,中医称之为正气,从而使患者改善症状,形成良好的疗效。作为一名医生,如果患者是和你关系比较疏远的人,往往容易取得疗效,而关系越亲近的人越难取效,这是比较特殊的地方。因为,关系亲近,意味着医患之间文化相近,知识相近,患者对医生的价值认同感和信任理解程度反而不是太高,特别是亲人之间。医生如果能把亲人的病治好了,就是一名好医生。我本人不太认同"医不自治"的说法,一个名医如果不敢或不能治疗亲人的疾病,或者不能给自己看病,一定不是真正的名医。因此,我验证名医的方法,就是看他是否能给家人和自己治病。

5. 兴阳通脉法

血栓闭塞性脉管炎,中医称之为"脱疽""脱骨疽",素体阳虚、感受寒邪,或寒伤太甚、损伤阳气,局部寒凝,渐而出现气滞血瘀,日久则正虚邪陷,局部溃烂、坏死,肢节脱落,宜兴阳温经,祛寒通脉,代表方剂如乌头桂枝汤、当归四逆汤等。

我的父亲门纯德先生从1968年开始对血栓闭塞性脉管炎进行研究,他认为"寒凝血滞"是此病的本质性因素。血遇温则行,遇寒则凝,故寒凝而血滞,滞者,不通也,不通则痛。中医有"寒者热之"的治法,因此,先生创立了"兴阳温经通脉法",并采用联合方组的方法进行治疗。第一方先以"乌头桂枝汤"为主大热温经通阳,一马当先,可速止痛;第二方则以"当归四逆汤"兴奋末梢的阳气;在上二方的基础上,活血化瘀通络,第三方用"活络效灵汤"加味;由于兴阳和活血都会消耗体内的物质(阴),所以第四方就是"人参养荣汤",在发动功能、活血化瘀的基础上,给患者补充物质,组成一个完整的治疗方案。先生在治疗过程中特别强调先温后通的作用,简称温运。

《金匮要略》里有一段话值得研究,即《金匮要略·脏腑经络先后病脉证第一》云:"若五脏元真通畅,人即安和。客气邪风,中人多死。"这段话讲到人的健康有几个因素维持,"人即安和"的核心是"五脏元真通畅"。何谓"元",大的,看得到的,本体的;何谓"真",小的,看不到的,细末的。看得到的、大的和看不到的、微小的,这都是对人体体内阳气或者说正气的描述,这些如果通畅,人即健康安和。所以,《内经》说:"通则不痛,痛则不通"。古人主要靠直觉和对人体功能状态的把握来治疗疾病,仅此而已。然而,不要轻视古人的这种感受,它来自于经验,还原于经验,它总结了有效的治疗方法。暂且不说它科学不科学,这种质朴的感觉最后形成了一种对应的治疗方法,还能克服疾病,这就了不得!刚才列举的那例类风湿关节炎患者,关节剧烈疼痛,行走不便,用了乌头桂枝汤之后疼痛基本消失,这就是中医的疗效!患者颜面沉黑,脉搏沉细,关节疼痛剧烈,此乃寒凝血滞,闭塞不通,使用乌头桂枝汤与当归四逆汤兴阳除痹,温通血脉,则痛止病除。

门纯德先生治疗脉管炎的经验非常丰富,疗效卓著,其中一个病例不得不提。这次讲座中在座的有一位是我的弟子,他叫张志勇。张志勇的父亲叫张科,是大同本地的普通农民。故事发生在 20 世纪 70 年代,张志勇的父亲因患双下肢血栓闭塞性脉管炎,将家产悉数变卖,四处求医,却未能遏制病情的恶化,即将面临截肢的危险。后经多方打听辗转找到先生,恳求救治。先生接诊后,将他留住于家中数日,全力为他医治。此后长达半年的时间里,他来往数十次,接受诊治,直至痊愈。若干年以后,先生去世了,张科旧病又发双手,当时求治于我的大哥门理章老师,经过大哥的精心诊治,疾病又治愈了。此后,张科恢复生活能力,还成为劳动能手,继续支撑起一家人的生活。他对我的父亲和大哥非常敬佩,于是将自己的独子张志勇送入门家学医。8 年前,张志勇成为我的弟子,跟师学习,他现在已经成为当地小有名气的中医,病人络绎不绝。这不就是一个技术的传承与医生的传递吗!

我的父亲和大哥全程都是采用了兴阳温经通脉法,先温后通,而且是配合联合方组的方法来使用,最终治愈了这一顽疾。现在有的医家自称是温阳派或补土派,大家可能会认为又是在标新立异,其实这原本就是中医所固有的实践内容。从门纯德先生给我们留下的临证实录来分析,他已经更高层次地将其组合了。他很早就意识到,运用兴阳法和温热药物可以更大化地适应人体,而且不能单用一类药,这便形成了联合方组。乌头桂枝汤、当归四逆汤、活络效灵汤和人参养荣汤一经组合,不但没有副作用,而且疗效加倍,这便是把经方用活了!所以,方家有道、经方之治、大病以胃、联合方组、兴阳温运,是一个系列的内容,互相联系,不能割裂开来。我讲课一贯注重启发,旨在帮助大家建构起中医临证思维,在方证中体会中医的特色,方以载道,拿首方子就会分析,一首方子的特色和优势就知道了。每首方子都有它的偏性,对方证的认识有一个由感性到理性的深入过程。同学们学习方剂时,首先是通过老师介绍他对一首方子的认识,但是,最终对方子的掌握和理解还是要通过自己去使用它,一用就体会到它的深和浅、取和舍,然后再去运用,再去组合,再去体会,再去验证,这便是中医临证的主要过程。

学中医不是听故事,有很多同学对我说:"门老师,我们听您讲课附子才用 6g 或 9g,我们也跟过老师,他们用 60g 或 90g 呢!"好像通过用方用量就判断和体现出医生水平的高低了。水平高低不做回答,但是,中医是经历了几千年验证的学问,历史出真知,这才是我们要学习的。新的经验可以学习,附子也可能将来可以用到几百克、几千克,但起码张仲景时代没有那样去使用,没有必要去迷信大剂量的处方。因为大剂量地使用温热药物,古人不是没有验证过。朱丹溪先生是大家所熟知的滋阴派代表人物,他为什么创立滋阴派,为什么提出"阳常有余,阴常不足"的学说,这就要还原到历史中去考察。朱丹溪所处的那个时代,医家普遍崇拜"火神",为了追求长寿壮阳,都去炼丹,滥用补药,超大剂量服用汞和附子类药物,导致七窍流血,出现了很多问题。朱丹溪先生有感于此,本着纠偏的目的,提出"阳常有余,阴常不足"的学说,给后人留下了《丹溪心法》这部著作,并创制了一系列养阴的方药来治疗过用温热补药所导致的阴液亏少的患者。可见,中医曾经有过这段超大剂量使用温热补药的历史,再往前推溯,汉代和魏晋都有过相似的情况。因此,中医的最高境界是方之文明,中医的文明是方之文明;温阳派也是方之文明;门纯德先生倡用的兴阳法,也是方之文明。而门纯德的兴阳法与温阳派的不同之处在哪里?不同之处在于先生用的是方,而且是经方!这是关键所在。先生将兴阳法提高到一种理论认识的层次,并且广泛在疑难病的治疗过程中予以示范。行之于千年的有效经验,先生传给了我们,我们有责任把它继续传承下去。

(三) 兴阳法的其他方证

兴阳法的应用范围非常广泛,从早期脾胃病的治疗,如泄泻、呃逆,到后来的疑难病治疗,如慢性肝病、肾病,变态反应性疾病,包括肿瘤病,我都在广泛使用它,而且取得了良好的疗效。这是患者验证了的事实,也是我们医者见证了的事实。通过运用兴阳法,患者得到了疗效,医生得到了满足,学生得到了知识。因此,我们确实有认知和掌握它的需要,可是,它有一点"不好"之处,它不赚钱,它不能带来丰厚的经济效益。我每次看完一个患者,都会有这样的感慨。今天上午刚刚接诊的一个患者,开了 10 剂药都没有我的挂号费贵。在开药之前,我还需要提前告知患者,以免他在心里对方子的疗效打折扣。有的患者在就诊时存在这种心理,看不起小方小药,但是,临床疗效往往并不和药价成正比。我曾经列举过的赖某顽固性泄泻和张某肾萎缩的病例,都是运用的小剂的四逆汤,10 剂药不足 30 元,却取得了显著的疗效。

任何一首好方子都是在临证中慢慢摸索总结规律之后用出来的,都是千锤百炼的结晶。兴阳法里涉及的方证很多,兴阳解表法、兴阳温中法、兴阳除痹法、兴阳利水法和兴阳通脉法中包含了很多方证经验,其中,也有一些兴阳温运的经方未能归属于这五种治法中,比如附子汤和四逆汤,下面列举病例加以讲解。

1. 附子汤证

附子汤由附子、人参、白术、茯苓和芍药组成,主要适用于功能不足态重症患者及功能虚衰态患者,其病机多属脾肾阳虚,肾阳虚之本为脾阳虚,因此,方中人参必先引之,白术、茯苓必先佐之,扶助脾胃之气,脾阳升,肾阳才有助,脾肾阳虚必用人参和附子,脾肾两健,再配以芍药养营和血,以益肝阴,亦能缓解诸药温燥之性。因此,附子汤是兴阳法中脾肾两健的代表方剂。列举一个我早期使用附子汤的经典案例。

20 世纪 80 年代,我去北京出差,顺路去看望在北京工作的姐姐。我的姐姐不是医生,因为她知道我一直跟随父亲学习,自己也临证,治病效果也不错。所以,当时见面寒暄后,姐姐就对我说,她们院有个邻居是做买卖的南方人,女儿 28 岁了,身体不适,但是她的病一般不好意思和人说,在北京已经看了很多大夫没啥效果,想让我看看有没有好办法,我答应试一试。这个女孩罹患带下病数年余,逐年加重,现在清带自流,严重影响她的正常生活。夏天不能穿裙子,一年四季带着卫生巾。视其面色萎黄,再问饮食,吃饭还凑合。一般而言,临床上脾虚证有两种,一种就是胃病,以腹满、腹胀为主;还有一种脾虚就是呆滞,即脾的呆滞。这与厌食不同。医者临证之时要善于问诊,而且要问的很巧妙,先问患者想吃饭吗,有饥饿感吗? 患者回答吃不吃都行,经常不觉得饿,没有明显的饥饿感。再问患者有想吃的东西吗？患者回答没有特别想吃的,吃啥都行,这就是脾胃呆滞。然后,我再询问她的饮食习惯,她是南方人,来北京后不太适应北方的饮食,南方食物中刺激性的东西比较多,兴阳的东西多,如葱、姜、蒜、辣椒等,而北方饮食偏油腻,这是一个方面。此外,她住的地方比较阴寒,增加了轻微妇科感染的机会。饮食、居住环境等致病因素都存在,但关键的辨证要素还没有出现。我继续问诊,问她是否在过去爱吃凉的东西。她说爱喝冰水,但现在不喝了。诊其脉,脉沉细如丝。再问她除带下外,还有哪些不适。她说并没什么特殊感觉,就是口中无味。这就是《伤寒论》附子汤条文中的典型主症"口中和",属于现代医学所讲的腺体功能不好,阳虚之象。因此,我以附子汤治之。针对患者的脾胃呆滞,我还开了健胃的香砂六君子汤,嘱其交替服用,每天喝一次即可。30年前,我就主张中药二日一剂,一天喝一次药就行,不必早晚分服。后来,我就辞别姐姐,回到了大同。又过了一段时间,姐姐回家看望我的母亲,又说起这个患者。她说我的药真管用,那个女孩吃完药就病愈了,还特别嘱托姐姐向我表达她的感谢。这是我年轻时印象比较深刻的一则病案。

为什么运用附子汤呢？关键是病程,还有对中医特象特证的把握。此患者病程比较长,久病多阳虚,阳虚患者普遍摄纳不足,阳不固摄。目前临床上有一误区,患者如若阳气虚损,往往会找大夫要求补肾,很多人服用海马、鹿茸等壮阳之品,或者巴戟天、肉苁蓉等补肾药物,结果症状非但没缓解,反而越吃越厉害。不如开一个轻剂的附子汤,振兴脾肾之阳,疗效显著,特别是年龄大的患者,服用之后感觉很舒服。人到一定的时候都会出现阳虚,仲景为此示范了很多经方,尤其是针对阳气虚损、功能衰竭的重症患者,仲景概括为少阴病,并总结出一个规律,即"少阴之为病,脉微细,但欲寐也"。"但欲寐"不是天天打瞌睡的直观理解,而是反映患者的功能状态不佳,这就是少阴病的主证。再进一步,附子汤的主证是什么？"口中和,背恶寒"。"背恶寒"是反映患者的阳虚状态,阳不温煦,阳虚者外寒也。"口中和"就是强调患者口中的味道不是很敏感,是腺体功能不好的一种表现,有别于现行伤寒讲义中对"口中和"的理解。人体本身对各种食物都应该是敏感的,"口中和,背恶寒"内含脾呆和肾虚的双层病机,肾阳虚不能温运脾阳,则导致脾阳也虚。

因此,兴阳法以桂枝类方、附子类方为主,还有乌头类方,更有治急性病的麻黄类方,这些方证都是兴阳的妙计。张仲景《伤寒论》的113方,《金匮要略》的252方,无论如何应用,全篇都贯穿了兴阳温运的特色和他留给我们的经典之精神。门纯德先生更多地将这些方证用到慢性病、疑难病上给我们进行示范,我和弟子们也在这些方面有所继承,当然也有不足之处,但是最大化地传承还是要依靠每一位同学今后不停的实践。同学们牢牢记住中医的学习和使用一定要走方证经验的道路。我曾经和弟子们反复讲,学经典学什么?经典不是万能的,也不是一成不变的,它的精华是什么,我们能够继承的是什么?不应过度夸大和渲染中医的文化,文化只是中医的必要理论表达形式,中医的承传需要文化术语的中介,这是历史条件的限制,无可厚非。但是,文化不是中医传承的核心内容,值得同学们重点学习和继承的是中医的临证实践内容。经典就是中医学中实践内容最丰富,而相对文化描述和遮盖最少的典范,都是精华,如同先生当年所言,经典是"点睛不画龙"的,反映了中医学最精华的内容。下一讲会具体介绍特象特证,专门举证仲景的一些条文来充分论述。

张仲景留给我们四个字,就是"方证经验"!这四个字闪烁着中医的生命力和科学性,塑造了一代又一代的方家,也给中医留下了数千年或者更为久远的临证实录财富,这也是中医学为人类做出杰出贡献的最好的经验约定。通过我的讲课,希望大家能对方证经验的价值有所体会和收获。要把方证经验真正传承下来,而不要花费大量的时间和精力去机械背诵与记忆。要用心去理解它、认识它,从方证经验开始,最终再还原到方证经验上去。有了认识,再经过实践,体会之后,再实践,再认识,反复几次,体悟越来越深,一个方证才算真正掌握。只有掌握了,活学活用,运用自如了,得心应手了,仲景的方子才能真正成为自己的方子。

2. 四逆汤证

四逆汤是功能衰微态的代表方剂,以附子、干姜和炙甘草配伍而成,方中附子兴阳逐寒,通行表里;干姜温中祛寒,助附子伸发阳气;附子、干姜同用,其性峻烈,故以炙甘草益气温中,缓附、姜辛烈之性,兼以顾护胃气。三药相伍,共奏回阳救逆之功。

患者,男,50岁。2009年9月初诊。因罹患溃疡性结肠炎在山西省中西医结合医院消化科住院治疗。患者腹痛、腹泻半月余,每日腹泻20余次,体重减轻,伴水电解质紊乱,身体极度虚弱,无法站立。患者当时已住院三天,口服氨基水杨酸制剂,并局部灌肠治疗,疗效不明显。西医改用激素治疗,由于使用时间较短,尚未见效,故邀我会诊。我和弟子们进入病房,看到患者平卧于病床上,面色沉黑,口唇淡紫,没有一点血色,还有少许瘀象。患者自诉慢性腹泻已多年,今年气候阴气比较旺盛,他周身不适,半月前饮酒后腹泻突然加重,遂住院治疗。肠镜显示,结肠黏膜明显充血、水肿,当时已诊断为溃疡性结肠炎。我查房时带着弟子们,为了示教,我先让我的博士生为患者诊脉,脉象沉微。我问学生该用什么方子治疗,他说拿不准,我说你考虑考虑。这是一个典型的急性阳损患者,由饮酒引起的胃肠功能紊乱,是一个急性病,但是应该如何治疗,清热解毒吗?显然不行。考虑到人体瞬间的阳虚,重症泄泻,属于功能衰微态,应首先救治阳气。于是,我开了四逆汤,制附子9g,干姜6g,炙甘草6g,3剂,水煎服,嘱其小量频频饮之。三天后,消化科王主任给我打电话,高兴地说:"门教授,病人喝了三天中药,大便已经由一天20多次减为3次,关键是现在精神好了,吃饭也香了。"我说:"这个方子可以不吃了,换下一个方子,参苓白术散,健脾除湿。"后来,患者经过中西医调治,痊愈出院。

正如《伤寒论》所言,不论是太阳病误汗亡阳,还是少阴病下利清谷者,病情危急时,都可以用四逆汤回阳救逆。张仲景早就揭示了,人体功能不足或人体功能衰竭是中医治疗的一大类病证。功能不足态或功能衰微态古人多见,特别是东汉末年,战乱频仍,百姓饥寒交迫,功能普遍不足。现在人们的生活水平提高,物质条件相对优越,功能不足或功能虚衰较古人少见,但是不良的饮食或生活习惯同样会导致患者的阳气虚损。因此,之所以现在提倡兴阳温通,叫温阳派也好,火神派也罢,学术上有共通之处,确实有其一定的临床适应度。

当然,需要注意的是,在学术上不可过大化地追求一种东西,一种理念,矫枉则易过正,这样会导致文化的偏差与遮盖,从而造成对中医理解的偏激与片面。我们要学会继承古人的宝贵经验,把几千年的文明和几千年总结的行之有效的方证经验作为学习的开始。因此,从实证意义上讲,中医与其说是一门医学,不如说是学方、用方和感受经验的思维与实践。这种思维和实践是支撑中医顽强地存留下来,继续保有旺盛的生命力,还能有效地治疗疾病、克服疾病的内在因素。理解了这一点,对于中医人而言是很有意义的。同学们要在学习和继承过程中,深刻理解中医的学术本体,中医不同使用价值的认知决定着不同的中医。

八、特象特证

（一）象的概念与分类

什么是"象"？"象"的概念有生理、病理之分，生理的"象"是指藏象，病理的"象"则是中医学对疾病现象的总体表述。中医认识疾病从"象"开始，诊断和治疗疾病也是依据于对"象"的规律的把握，这符合天人相应、阴阳五行学说的思想。"象"是疾病的外在表现，从经验层面可以获得，同时"象"也是一种具有中国文化特色的对疾病的认知。

我国是一个土地文明国家，农耕文明决定了中华文化是以观物取象的方式来认识世界的，即在获得某种现象之后，采用的是类比思维方式，只是简单地对现象进行类比，而不深入剖析其本质。中医学是在中国古代特有的历史条件和传统文化背景中产生发展起来的，由于受儒家文化影响，在实践上比较古朴，比较原始，但是又比较求善，对人体不去结构性、破坏性研究。因此，古人只能从疾病的外在表象入手，于细微处观察，不断积累，不断实践，不断总结，经过了从单一症状到复杂症状，再到有规律的症状的过程，最后总结出有效的辨证方法。由于疾病的外在现象与内在本质是不可分割的，现象都是有本质的现象。因此，尽管中医没有像现代医学那样通过病理等手段去寻找事物的本质，但是中医通过长时间、大样本对疾病现象的观察，了解了疾病的发展和转变规律，总结出一套行之有效的治疗方法，这是非常难能可贵的。

中医临床思维的过程是由"象"到"证"的过程，而且是一个由"多象聚证"到"类象分证"，再到"特象特证"的逻辑递进关系。医生通过望、闻、问、切去探寻"象"，四诊所收集的"象"在中医学中都属于"证"，证是具象的过程。单一的症状不能称为证，只有一组症状形成一个规律，才能确定一个证。比如腹痛患者的舌象为舌淡苔白，脉象为脉搏沉细，表象为畏寒怕冷、颜面苍白，依据这些"象"而辨证为脾胃虚

146

寒证。

1. 多象聚证

由于单一症状无法确定是寒、是热,无法辨证,因此中医在临证中往往需要通过多象来提供辨证依据,这就是"多象聚证"的过程,是最基本的辨证过程。例如,就泄泻而言,仅知道患者有排便次数增多和粪质稀溏的症状是不能辨证的,还需要结合泄泻的病程及伴随症状等。如果患者起病急,病程短,粪色黄褐而臭,脉濡数,可知泄泻是湿热外邪导致的暴泻,应用黄芩汤治疗;而如果泄泻长达半年之久,伴有颜面苍白,不欲饮水,脉搏沉细,属于阳虚之久泻,则用四逆汤等兴阳温运的方药治疗。可见,疾病的病程、舌象、脉象以及各种伴随症状,为我们呈现了更多的"象",这些"象"帮助我们了解疾病,进行辨证。

现代医学治疗疾病时往往寻找主要的致病因素,针对单一的病因进行治疗,如使用抗生素治疗细菌感染,使用抗结核药治疗结核病等。这种思维方式在一些传染病、感染病及遗传代谢病的诊断与治疗中是非常适用的,疗效也是十分确切的。然而,疾病是多元的,疾病是互相联系的,很多疾病的发生并不是由单一的致病因素引起的,这就需要医生全面考虑疾病的其他因素。就这一点而言,中医学与现代医学恰恰是有互补性的。由于受经验科学和文化习俗影响,在中医学的早期实践中,因其不探究疾病的内在实体结构因素,要形成诊断,对疾病做出判断,首先要重视表现于外的症状、体征,对患者的一切症状、体征都要给予关注,诸如种种脉象、舌象、面色神情等等西方医学从结构分析无法理解的因素,对中医辨证而言却都有重要意义。因此,疾病的每一个表象都在医生的观察、分析和归类当中,这就是多象聚证。

2. 类象分证

由于患者临床症状的复杂性,在辨证中,过多的象往往造成辨别和治疗的困难,此时就需要医者根据患者的主症、兼症、舌象及脉象,将分散的"象"加以分类整理,概括出其证型,从而加以诊治,这就是"类象分证"的过程。例如,患者主症为咳嗽声重,咽痒,咳痰稀薄色白,兼症为鼻塞,流清涕,头痛,舌苔薄白,脉浮紧,辨证为外感咳嗽之风寒袭肺证。可见,类象分证是在多象聚证基础上逐渐形成的,现在的中医教材对于疾病的辨证分型,多是类象分证。这些证型分类,接近于"外感病以六气学说为中心,内伤病以五脏学说为中心"的思想,而且这些证型大致上按阴、阳、表、里、寒、热、气、血、虚、实进行分类，便于学生记忆、鉴别，对文化普及很有意义。然而，这种过于追求理论化、概念化、对应化的证型分类方法也有明显的缺陷，它无法把"象"的变化和"象"的本质作为重点内容呈现，这是我们在学习中需要注意的问题。

3. 特象特证

特象特证是人们通过长期经验积累获得的对某一类疾病规律的高度概括和总结。之所以称为特象，是因为它已经形成一个特有的规律。张仲景在《伤寒杂病论》中就是将一些病症的多象、类象过渡到了特象，抓住了其主要脉证，才抓住了辨证的核心要素，如六经病提纲作为对疾病规律的高度概括，就是六经病的特象。比如，"太阳之为病，脉浮，头项强痛而恶寒"是太阳病的特象，"阳明之为病，胃家实是也"是阳明病的特象，"少阴之为病，脉微细，但欲寐也"是少阴病的特象。此外，还有一些特殊的症状也属于"特象"，如"食已即吐，大黄甘草汤主之"。由此可知，特象特证反映中医学在长期观察疾病规律时所总结出的特殊现象，是辨证的核心。

多象聚证、类象分证和特象特证之间相辅相成，不可割裂。张仲景是在多象聚证的基础上，经过了类象分证的过程才概括出了"特象特证"。因此，作为一名医者，应该形成对疾病"象"的辨证认知思维。

（二）特象特证的来源及意义

特象特证是一种中医思维方法，属于"象"的类型之一，最初来源于医学实践。中医早期的医学经验，早期的医疗诊治，是从特象单症开始，后来经过反复实践，又提炼出新的特象。这些单一症状的治疗经验是不能忽视的，这些经验在《伤寒论》《金匮要略》中有很多记载，我把这个时代称为药症时代。药症时代就是以一些小组方的药对应疾病的一些主要症状，是中医方证的基础。例如，《伤寒论》第35条："太阳病，头痛发热，身疼腰痛，骨节疼痛，恶风，无汗而喘者，麻黄汤主之。"《伤寒论》第38条："太阳中风，脉浮紧，发热恶寒，身疼痛，不汗出而烦躁者，大青龙汤主之。"这两条所列的基本证型是一致的，但大青龙汤证，又出现有烦躁的症状。所以，大青龙汤方的药味即是麻黄汤加石膏和姜枣而组成。《伤寒论》正是通过这种药症经验的不断积累，进而总结出许多有规律的方证经验。如果缺乏对药症实践的认识,在用方用药时就会判断不准确,所以理解一个方证是从药症开始的。开始是学药,后来是学方,最后是方证和药症同时具备。

医者既要有对疾病症状的治疗经验,也要对疾病的病因和病机进行治疗,最终还要对患者的功能状态有一个全面和深入的认识,只有对疾病的认知环环相扣、渐次深入,才能准确治疗疾病。由于特象是对某一类疾病症状的规律性总结,是疾病的典型证候,掌握了特象特证,患者在疾病过程中的变化,就都在医者的解决范围之内;以至患者服药后的疗效,也都在医者的预期之中。因此,特象特证在诊治疾病中具有非常重要的意义。

(三)特象特证的应用举例

特象特证是人们通过长期经验积累获得的,是对某些疾病规律的总结。临床中只要抓住主症,医者就能把握疾病规律和证候规律,然后运用相应的方药进行治疗,从而获得满意疗效。很多名老中医都曾讲过,诊病要执简驭繁,即抓住疾病的主要矛盾和主要症候特点进行辨证治疗。我们也经常听国内很多临床大家的学术讲座,每每讲到最精彩处,常是在抓疾病的共性、特象的症状,然后用药施治,疗效显著,因而博得满场喝彩。下面列举小柴胡汤、补中益气汤、四逆散、当归散、干姜人参半夏丸、乌头桂枝汤、苦酒汤等的特象特证加以说明。

1. 小柴胡汤

小柴胡汤见于《伤寒论》,其命名就是张仲景的妙用之笔。小者,巧也;小者,广也;小者,妙也;小者,变化也。因此,小柴胡汤的适用范围很广,主症繁多,如"往来寒热,胸胁苦满,嘿嘿不欲饮食,心烦喜呕,或胸中烦而不呕,或渴,或腹中痛,或胁下痞硬,或心下悸、小便不利,或不渴、身有微热,或咳者"。张仲景担心后人不能较好地运用此方,故强调指出临证用方"但见一证便是,不必悉具"。"一证"是什么?就是少阳病的核心脉证,即小柴胡汤的特象。小柴胡汤为和解少阳之主方,少阳病提纲为"口苦,咽干,目眩",因此,一般认为,"口苦、咽干、目眩"为小柴胡汤的特象。其实,小柴胡汤的特象比这还精准。小柴胡汤是由疏邪透表、和解清热的柴胡和黄芩,以及益胃生津、调和营卫的参、草、枣、姜组合而成的,因此,无论是外感病还是内伤病,此方的特象是机体在脾胃不足、营卫不和的情况下,外邪侵袭、正邪相争的反应,是人体在比较虚弱体质下的一种精神反应。小柴胡汤的主症,或烦、或呕、或苦、或眩,是心理因素的变化导致身体变化的心身反应,多见于女性患者,而女性的口苦也是小柴胡汤最多见的主症之一。口苦是一种感觉,属于情志代谢失常。中医学认为,正常的情志是体内脏腑、气血、阴阳调和的反映,同时又能反作用于人体,调达脏气,增强人体的抗病能力,对维护人体的健康起到积极的促进作用。口苦病因很多,肝失疏泄最为常见,多与情志有关。临证中发现,性格内向,情志不舒,郁郁寡欢者,口苦多见。大凡这类患者脾胃偏弱,而小柴胡汤以参、草、枣、姜四君子为基本方,加之柴胡、半夏、黄芩等药物,既能扶正,又能祛邪,因此,非常适用于此类患者。下面列举一例加以说明。

郝某,女,53岁。主诉:失眠3年余。患者有2型糖尿病、冠心病、高血压及脑梗死病史。患者的女儿年仅24岁,却罹患狼疮性肾炎13年。她的女儿2003年出现颜面部及双下肢水肿,尿量减少等症,经检查确诊为狼疮性肾炎,肾病综合征,曾静滴甲泼尼龙、口服醋酸泼尼松治疗。后病情严重住院治疗,2008年于北京因股骨头坏死行血管介入治疗手术。因长期口服激素,免疫力低下,易感染,精神差,诸功能受损。患者虑及女儿的病情,忧心忡忡,难以入眠,每日仅睡三小时,精神萎靡不振,故来诊。

在陈述病情时,除失眠主症外,患者特别强调的一个症状就是口苦,这是由于长期的情志不舒所致。在问诊过程中,我详细询问了患者的饮食,她平素不注意饮食,不加调摄,其女也自幼偏食,饮食习惯不好。胃气是人体素有的抵御疾病的一种正气,有胃气就能抵御疾病。而患者及其女儿没有养成良好的饮食习惯,脾胃素虚,因此,缺乏抵御疾病的正气,因而罹患多种疾病。加之常年情志抑郁,肝失疏泄,故出现口苦、失眠等症,该患者的口苦之症就是小柴胡汤的特象。因此,我使用小柴胡汤治疗后,其苦若失,取得了满意的疗效。

2. 补中益气汤

补中益气汤见于李东垣的《脾胃论》,教材中此方功效为补中益气,升阳举陷,主治脾胃气虚,清阳下陷,以及气虚失其摄纳所致诸证。体倦乏力、少气懒言及面色㿠白等症是教材中补中益气汤的类象,本意是为了方便大家学习与记忆。然而,这种记忆是一种文化符号记忆,这种记忆一旦形成,会逐渐变成一种思维。一谈补中益气汤,我们就认为它是补气的,因此,气虚腹胀之症不能用此方治疗。其实不然,我的父亲门纯德先生就曾使用补中益气汤治疗一例因半身瘫痪卧床一年而导致的顽固性腹胀、便秘的患者。此方之所以奏效,是因为它是在调气中达到补气的目的。李东垣在《脾胃论》中明确指出:"内伤脾胃,乃伤其气,外感风寒,乃伤其形;外感为邪气有余,有余者泻之,内伤为正气不足,不足者补之。汗之、下之、吐之、尅之,皆泻也;温之、和之、调之、养之,皆补也。内伤不足之病,苟误认作外感有余之病而反泻之,则是重虚其虚,误人至甚!惟当以甘温之剂,补其中,升其阳,甘寒以泻其火则愈。"由此可知,补中益气汤之"补"实为"温、和、调、养"之义,故方中有甘温之黄芪益气,也有人参、白术、甘草健脾,当归和血,还有陈皮理气,更有甘寒之升麻清热,因此,此方之妙在于通过调节人体气机来达到补气目的,而且还能够甘温除大热。

临证多年来,我运用此方的经验非常丰富,我发现它的特象特证不是体倦乏力、少气懒言,也不是气虚发热,而是体质偏弱者的恶风、畏寒之症。气有熏蒸温煦的作用,是人体热量的来源,人体能维持正常的体温,与气的温煦作用密切相关。若温煦作用不足,便可出现畏寒肢冷、恶风等症。而且,气的概念中还包括了人体后天的脾胃之气和精神之气。补中益气汤证的恶风、畏寒患者在一定程度上有心理因素。此外,补中益气汤还能治疗妇女产后恶风。妇人产后坐月子期间,关窗怕受风,其实这不是产妇的原因,而是这个民族千百年形成的文化影响。过去人们在自然分娩过程中,出血较多,体质虚弱,于是产生恶风的文化心理因素。这种情况下常用补中益气汤治疗,但一定要注意用原方,而且量要小,这样既有利于泌乳,也能调节气机,最后起到了补益中气的作用。列举一例加以说明。

王某,女,36岁。该患者是一位慢性肾炎病人,已找我诊治6年余。我在早期治疗时以自拟保元汤、香砂六君子汤、小柴胡汤等治疗,患者感冒次数逐渐减少,体质逐渐增强,精神逐渐好转,于半年前顺产一健康女婴。由于产后出现恶风、畏寒等症,故又来找我调理身体。

患者2016年3月20日化验结果显示:尿蛋白(＋＋),潜血(＋＋),血尿酸385μmol/L。自述体倦乏力,恶风,畏寒,舌红苔白,脉偏细。此乃补中益气汤证,处方:黄芪30g,党参9g,炒白术9g,陈皮

6g,当归 12g,柴胡 6g,升麻 6g,白茅根 9g,茜草 9g,怀牛膝 9g,炙甘草6g。10 剂,水煎服,2 日 1 剂,晚饭前温服。患者自述服药后恶风、畏寒之症大减,疗效显著。

当然,补中益气汤并不适用于所有的产后恶风之症。尤其是过了满月之后,如果产妇恶风程度重,并伴有关节疼痛、不欲饮水、排便困难、精神不振、眠差、舌体胖大及脉搏沉细等症,可以选用附子汤或桂枝附子汤治疗。这类患者往往平素脾胃虚弱,妊娠期间又不注意饮食,可能有吃生冷的习惯,这时可以先健其脾胃,待脾胃功能恢复之后,用附子汤或桂枝附子汤进行治疗。

有一次,我锻炼身体的时候,一个熟识的教练向我述说他爱人的病情。他的太太产后一月余,关节疼痛,难以活动,动则关节疼痛。因为产后不久,加之行动不便,不能出外就医,因此,他请求我去他家为患者诊病。当时是夏天,我去了之后发现,他太太在家里捂得很严,夏天却身着棉衣,可想而知阳虚已经达到一定程度。她有没有受心理因素影响呢?有。只不过其恶寒的表现是心理因素和阳虚相叠加的结果。我又详细询问了她的饮食和睡眠情况,得知她平素嗜食生冷,妊娠期间也未加克制,现纳差,不寐,舌淡体胖有齿痕,脉沉细。《伤寒论》第 174 条曰:"伤寒八九日,风湿相搏,身体疼烦,不能自转侧,不呕不渴,脉浮虚而涩者,桂枝附子汤主之。"这是典型的桂枝附子汤证,我就开了"桂枝附子汤":桂枝 9g,制附子 9g,炙甘草 6g,生姜 3 片,红枣4 枚。7 剂,水煎服,1 日 1 剂,早晚温服。我告诉患者喝完这 7 付药后,关节疼痛和恶寒之症会明显改善。果不其然,一周之后患者电话告知诸症大减,精神、饮食和睡眠明显好转。我又用金匮肾气丸给她收工,患者后来就痊愈了。

3. 四逆散

四逆散出自《伤寒论》第 318 条:"少阴病,四逆,其人或咳,或悸,或小便不利,或腹中痛,或泄利下重者,四逆散主之。"四逆散特象在于四肢厥冷,是由于情志影响到四肢而出现的四肢厥冷。下面列举一个典型病例加以说明。

2011 年冬天,我在中西医结合医院出诊时,遇到一个四肢厥冷五年余的患者。当时由于医院装修,我们在楼道里搭建了一个简易诊室,为患者诊病。我注意到有一个患者一直在一旁观察我看病,她似乎在等待和我说话的机会。然而,由于就诊的患者很多,我直到中午一点多才结束诊病。当时她穿着一件红色的羽绒衣,还在楼道里坐着。我看她似乎想和我说话,就让她讲讲她的情况。她说:"我的病已经五年多了,主要就是四肢冷,一般医生看不了。"我问:"为什么看不了?你四肢冷到什么程度?"她说:"我为了治这个病,已经看过很多中医大夫了,他们都说我四肢厥冷,脉搏沉细,是阳虚。但是,附子吃了很多,其他的温阳药也吃了很多,就是没效果,也不知道是怎么回事。"患者把病情叙述完,观察她的状态后,我冷不丁地问:"你怕冷吗?"她说:"不是很怕冷。"我细诊其脉,脉象弦细。辨证辨到微妙之处,发现这其实是一个心理病。按现代医学讲是肢端血管痉挛,即雷诺氏现象。该患者的职业是教师,因为平时工作压力比较大,且不注重饮食,在寒冷刺激或情绪激动等因素影响下,导致肢体末梢动脉痉挛。我通过和她聊天,引导她放松精神,注意饮食营养;同时,用四逆散,即柴胡、白芍、枳实、炙甘草这四味药治疗。这个病例是典型的四逆散证,即四逆是由于情志而影响到身体,这就是四逆散的特象。

诊病过程中,我先后两次问她冷不冷,问的时机很巧妙,一次冷不丁地突然问,一次聊天中问,她都说不冷。如果一开始就问这个问题,她定会回答冷的。而且我通过观察,她在楼道里等待了一上午,并未表现出明显的恶寒。《素问·调经论》云:"阳虚则外寒",一个阳虚病人首先是怕冷。阳虚患者典型表现,称之为阳虚四大症,即颜面苍白、四肢厥冷、不欲饮水、脉搏沉细,此时可用四逆汤治疗。四逆汤和四逆散虽都可治疗四肢逆冷,但其病因和治法却不相同。四逆汤以回阳立治,回阳救逆,治疗因阴寒内盛,阳气衰微所致四肢逆冷;而四逆散以和解立治,透邪解郁,疏肝理脾,治疗阳气被郁,不能达于四末所致四肢逆冷。该患者之四肢逆冷为四逆散证,而非四逆汤证。四逆散证与小柴胡汤的"腹中痛""心下悸""小便不利""或咳者"等证相似,其实该方就是柴胡证的变方。我开了四逆散后,她疑惑地问我:"就这四味药?"我一般给患者开小方都要提前给他们打个包袱,我说:"就这四味药。"服药后,她不是马上见效,吃了药之后比上次好一点。复诊时,我继续以四逆散治疗,并且嘱咐她如何调节生活,如何加强营养,如何转变观念。这类四逆证患者多半是中小学老师,针对这类患者,需要通过药物治疗、心理暗示及对疾病正面解读引导,从而使之对疾病有了全面正确的认识,那么病也就慢慢痊愈了。

4. 当归散

当归散出自《金匮要略·妇人妊娠病脉证并治第二十》,文中提到:"妇人妊娠,宜常服当归散主之。"一个妊娠,一个宜,一个常服,三个关键词。此条文后没有描述症状和脉象,提示了当归散的特象特证,就是妇人妊娠。"妊娠"既是名词,也是动词,这是古语的双关性。当归散既治不孕症,也治习惯性流产。现代人保胎多用冬虫夏草、人参、鹿茸、阿胶等中药,然而这些药物是违背妊娠妇女生理特殊性的。因为,妇人妊娠最应重视肝脾。肝主藏血,血以养胎;脾主健运,为气血生化之源。若肝血虚而生内热,脾不运而生湿,湿热内阻,则血不养胎,常出现胎动不安。鹿茸、阿胶等为血肉有情之品,补益之效强,气血亏虚之人用之适宜,湿热内阻之妊娠妇女却不适用。而张仲景的当归散由白术、黄芩、当归、芍药和川芎组成,其中当归、芍药和川芎,养血和血行血,白术健脾除湿,黄芩清利湿热,合而用之,使血虚得补,湿热可除,而奏养血安胎之效。记得我回山西中医学院工作后的第一个病历,就是使用当归散治愈一例不孕症。患者是太原某企业退休领导的儿媳妇,结婚三年不孕,多方求治无效,经人介绍找我治疗。当时我初回山西,刚开始熟悉工作,还没有正式出门诊。但是,在此之前,我已经运用当归散治愈过数例不孕症。诊脉之后,我已胸有成竹,当时开了当归散原方。患者坚持服药三月后,成功怀孕。

5. 干姜人参半夏丸

干姜人参半夏丸本是妇科的方子,出自《金匮要略·妇人妊娠病脉证并治》,文中提到:"妊娠呕吐不止,干姜人参半夏丸主之。"门纯德先生曾讲过,经典的处方,经典的用药,要看它的用词。此方的画龙点睛之笔,在"不止"二字。妊娠呕吐是妇人妊娠早期常见的生理反应,是怀孕初期的一种不适状态。但是止呕的方法很多,如小半夏汤、小柴胡汤、桂枝汤等,这些方子都可以治呕,那为什么用干姜人参半夏丸呢?是因为妊娠呕吐用了以上的方药都止不住。我们一般把"不止"认为是不停地呃逆,不停地呕吐,这是不对的。何为"不止"?"不止"是止不住的意思,就是说已经用了好多药都止不住,这就是干姜人参半夏丸的特象特证。此外,"不止"还反映了患者的病症之重,条文中连脉证都不写,只写了"不止"一个关键词,这个关键词反映人的胃气极虚,甚至是胃气将绝,这类患者大多脉细如丝。可见,仲景的条文言简而意赅,他对方证经验的理解以及对辨证微妙之处的把握非常到位。我用这个方子治疗过很多患者,列举几个典型病例加以说明。

2005年,我曾诊治过一例疑难病。患者是山西一个矿务局的领导,罹患顽固性呃逆半年之久,在北京、上海等医院多方求治,经中医和西医治疗后,症状并未缓解,已逐渐丧失治病的信心。当时,他来太原开会,他在太原的一个朋友是我的患者,这位患者希望我能为他诊治这个疑难病。我答应了前往他居住的宾馆为其诊病。会面后,见到他的第一印象是中年男性,事业上很有成就,生活待遇不错;但愁苦满容,没有基本的寒暄,甚至我能感觉到他已经对中医失去了信任。他在和我说话时,还在不停地呃逆,这种呃逆是喉间发出的一种低沉而不连贯的声音,不是喉间频频作声,声音急而短促的典型呃逆;观其颜面灰暗,精神萎靡;询问他的饮食情况,他默默摇头不语,秘书回答说他近半年来食欲不佳,食量很小,半碗米都是勉强吃;手足不温,诊其脉,脉细如丝。我进一步详细询问了他的治疗过程,患者曾口服过很多治疗呃逆的西药和中药,旋覆代赭汤和丁香柿蒂汤等降逆止呃的方药,吃过很多均无效。虽不停地治疗,但呃逆没治好,患者很难受。

可见,一说呃逆,我们就认为是胃失和降,气逆于上所致,故大多运用旋覆代赭汤和丁香柿蒂汤等降逆止呃的方药进行治疗,而没有考虑到患者的病程和功能状态。这是因为我们的思维被数字化、机械化和对应化了,因此我才提出功能五态学说和"大病以胃"的学术思想。为什么要强调胃气?因为所有的疾病都与胃气有关。《素问·评热病论》云:"邪之所凑,其气必虚",这个"气"是抵御疾病的气,指的就是胃气,有胃气就能抵御疾病。《素问·平人气象论》又提到:"人无胃气曰逆,逆者死。"这些认识是中医的精华!因此,中医治疗疾病,都要从胃气入手。就呃逆而言,初病之呃逆,可以使用降逆止呃的方法;然而,久病之呃逆,大多已损伤胃气,胃气虚弱,此时应扶助胃气。关于这个患者的诊治思路,通过望闻问切,我采集了患者的多象,即颜面灰暗,情志淡漠,精神萎靡,呃声低沉,纳差,脉细如丝,属于功能衰微态。而为什么最终决定运用干姜人参半夏丸?就是根据仲景条文的特象特证,原文是"呕吐不止",而他是"呃逆不止",都是反映了病程日久,病情较重,胃气衰微的功能状态,故用干姜人参半夏丸治疗。方中干姜温中散寒,人参益气补虚,半夏和胃降逆止呃。我开药后专门嘱咐秘书,当天晚上就把药熬好,让患者频频饮服。第二天中午,秘书电话告知,患者服药后呃逆明显减少,自觉周身舒适,精神转佳,希望和我见面亲自道谢。我因为忙于工作,未能和他见面,仍嘱咐他坚持服药。一周后,患者半年之呃逆顽疾痊愈。

这样的病例很多,又如,2010年,一个公司领导车祸后脑昏迷,在人民医院等待做脑部手术。手术前两天,患者输液时出现呃逆,经本院中医会诊后,曾用旋覆代赭汤等方鼻饲用药无效,故邀我会诊。诊见:患者体型偏瘦,呃声低沉,脉搏沉细。患者已经卧床一段时间了,但因呃逆不能实施开颅手术。在详细了解患者的用药经过后,我就开了干姜人参半夏丸,煎好后鼻饲,24小时分四次给药。患者用药三天后,呃逆止,顺利做了手术,后来术后逐渐康复了。

再如,一个矿务局的领导,从四楼不慎摔下,摔成重伤,后来在恢复过程中,出现呃逆症状,虽经多方求治,疗效不显。后经人介绍,找我治疗。我当时已经积累了丰富的治疗呃逆的经验,早已胸有成竹。由于他平素脾胃虚弱,时常口吐涎沫,我用联合方组进行治疗。干姜人参半夏丸益气止呃,理中汤温中健脾,交替服用,有时也将这两个方子揉到一起用。患者病程很长,服药后,呃逆好转,后期恢复也很好。这个患者后来还成为了中医爱好者。此外,我在治疗恶性肿瘤患者化疗而引起的呕吐时,也是用干姜人参半夏丸和理中汤合方,疗效显著。

还有一个病例。2012年12月,附属医院一个同事的公公因肺炎住院,住院期间经过输液治疗,肺炎得到控制,但随后出现呃逆。出院后,仍然呃逆不止,病程已一月余,患者非常痛苦,故找我治疗。患者已年近七十,精神不振,面色萎黄,呃声频频,自述因不停呃逆而影响进食,脉沉细弱。询问他的患病过程,得知患者平素脾胃虚弱,在肺炎住院期间输液时,自觉液体很凉,之后就出现了呃逆。由此可知,患者年高体弱,使用寒凉药物后导致脾胃虚弱,胃失和降,胃气上逆动膈,而发生呃逆。而且,患者病程较长,功能虚衰,故采用干姜人参半夏丸治之,姜半夏9g,干姜6g,小红参6g,水煎服,嘱其频频饮服。患者服药7剂后,呃止病愈。

6. 乌头桂枝汤

乌头桂枝汤见于《金匮要略·腹满寒疝宿食病脉证治第十》,文中提到:"寒疝腹中痛,逆冷,手足不仁,若身疼痛,灸刺诸药不能治,抵当乌头桂枝汤主之。"乌头桂枝汤的特象特证在于疼痛诸药不可抵挡。我在证因同治中曾经讲过用乌头桂枝汤治疗刘某的血管神经性头痛。患者持续发热,长期依靠大剂量激素和免疫抑制剂控制体温。经人介绍找我治疗,我嘱其停用免疫抑制剂,并以常规激素用量维持以观察病情。有一日,患者突发高热,头痛欲裂,面色苍白,全身因寒冷而战栗,手足不仁,脉沉紧而数。患者当时头痛剧烈,疼痛的程度可谓诸药不能抵挡,因此,采用乌头桂枝汤治疗,患者服药后转危为安。此外,乌头桂枝汤治疗恶性肿瘤疼痛疗效也很好,列举一例加以说明。

林某,女,53岁。患者先后罹患淋巴癌和宫颈癌,经手术和化疗后,于2014年7月找我治疗。我以小柴胡汤加味、逍遥散加味、理中汤等方药治疗,患者病情平稳,精神和饮食明显转佳。2016年4月12日,患者就诊时自述腰痛,腹痛,疼痛剧烈,曾服用止痛药却不能缓解疼痛,伴腰困,下肢麻木,纳差,大便干结,睡眠仅4个小时,舌黯苔白,脉沉。处方:①香砂六君子加味,②乌头桂枝汤。方药:①木香6g,砂仁6g,姜半夏6g,陈皮6g,党参9g,炒白术9g,茯苓12g,炙甘草6g,干姜5g,大枣12g。10剂,水煎服,2日1剂,早饭前温服。②制川乌9g,桂枝9g,生白芍18g,蜂蜜30g,炙甘草9g,生姜3片,红枣4枚。10剂,水煎服,晚饭前温服,并嘱其第一煎文火久煎1小时以上,第二煎半小时以上。2016年5月17日,患者复诊时神情轻松,欣喜告知服药后疼痛已明显减轻,睡眠时间延长,精神转佳,现在服用西药时胃肠反应大,仍纳差,舌黯苔白,尺脉沉。继续服用香砂六君子汤顾护脾胃。

恶性肿瘤疼痛非常剧烈,可谓"诸药不能治",该患者的腰痛和腹痛之症就属于乌头桂枝汤的特象特证。患者服药后疼痛明显减轻,还告诉我要去山东照顾刚生产的女儿。我嘱咐她可以看望,但不能劳累。止痛药未能缓解的疼痛,乌头桂枝汤却取得了显著的疗效,这就是中医的价值!需要强调的是,使用该方时注意,用乌头必加蜂蜜,且要文火久煎,时间宜在1小时以上。

7. 苦酒汤

苦酒汤见于《伤寒论》第318条:"少阴病,咽中伤,生疮,不能语言,声不出者,苦酒汤主之。"其中"不能语言,声不出"是苦酒汤的特象。举一个典型病例加以说明。

2015 年,我的一个朋友是某企业的领导,因为工作劳累突然声音嘶哑,情急之下给我打电话,我却听不着他的声音。我去给他诊病时,他家里正好有半夏颗粒剂,我让他用开水把 9 克半夏颗粒剂冲开,等到水温六七十度时把蛋清放进去,再放点醋饮用,这就是苦酒汤。服药后第二天,病人就发出声音了,一剂见效。这就是中医的方证经验,抓住了特象特证,一用药就有效。

此外,《金匮要略·妇人妊娠病脉证并治第二十》提到"妇人怀妊,腹中疞痛,当归芍药散主之"。"腹中疞痛"是当归芍药散的特象特证,疞痛是指疼痛性质属于阵发性、痉挛性疼痛。我常用这个方子治疗腹中痉挛性疼痛,包括妇科痛经及肠道疾病,用当归芍药散黄酒调服,服药后疗效很好。再如《金匮要略·呕吐哕下利病脉证治第十七》中提到"食已即吐者,大黄甘草汤主之"。"食已即吐"是大黄甘草汤的特象特证。此病常见于儿童,食已即吐说明儿童服寒冷食物,积食发热后出现呕吐、大便不通,病机属于食积中焦,腑气不通,用大黄甘草汤通腑泻热,疗效显著。

总之,特象特证是古人长期对疾病观察总结出的一些特殊规律,是中医方证经验的浓缩。临床中抓住主要脉症,使用相应方药就有效。要掌握特象特证,需要中医临床工作者潜心学习、研究、继承前人经验,而《伤寒论》就为我们提供了很多很好的范例。

九、医 家 五 要

我的父亲门纯德先生从 1957 年开始讲授中医时,就注重讲授为医者职业道德方面的有关知识,当时还编写了一本学习手册,称《医家五要》。1971 年,他在撰写《中医治疗学》时,还把此内容写在了四诊的前面,题目为《进行诊断时医生应该注意的事项》,他说:"中医流世传承几千年,深受人民群众信赖。除了良好的疗效之外,更重要的是医疗作风、医疗态度,是医德的问题。医德、医态、医术,这三者是互相关联的。这不仅是个疗效的问题,而且是关乎人的生命的大问题。所以欲达到诊断的正确、遣方用药的准确、疗效的满意,医生首先要有良好的医德、诚恳的医态、精湛的医术。"他将这些内容概括为五个方面的问题,称为"医家五要",即要严肃而热情,要大胆而细心,要专心而认真,要保密而慎重,要谦虚而好问。前四个问题是讲医生应该怎样对待患者,后一个问题是谈医生如何要求自己的。"医家五要"是先生在授课即将结束,每届学生毕业前或临床实习前都要讲的题目,希望学生们传承下去。我也秉承这个思想,并将先生的"医家五要"进一步提炼,总结为"以德为尚,以学为道,以心比心,以人为本,以勤补拙",在我们的讲座即将结束时,作为最后的总结,与大家共勉。

(一)以德为尚

医家五要的第一要是"以德为尚"。患者把看病称之为求医问药,可见,在医患关系中,患者是有求于医生的。作为医者,悬壶济世、救死扶伤的使命是历史和社会赋予我们的,我们应该用自己的专业知识和技能去承担这个责任。因此,患者求医时,我们应该给予他们最基本的理解和尊重。这种尊重不是一种刻意的迎来送往的礼仪,而是一种发自内心的平等。医患之间是平等的,医生要时刻理解患者,耐心倾听,细心诊断,精心治疗。"德"体现在实践当中,只要用心对待每一位患者,你的每一句话和每一个行为都会影响他。这种平等与尊重的

159

观念,我是从父亲那里学到的。

父亲一生诊务繁忙,无暇顾及自己的健康。在他逝世前两年,在因双眼倒睫严重影响日常工作的情况下,他才听从医生的建议实施了眼科手术。术后休养期间,有一位来自运城市平陆县偏远山村的老大娘前来求诊,为了找父亲看病,她已经在大同住了好几天,每天都来医院打听父亲的康复情况。一天上午,她又来求诊,父亲当时感觉视力已有所恢复,因此,让我把她领进来,不顾术后身体的虚弱和疲惫,一如既往地认真为她诊病,处方用药。看完病后,父亲特意嘱咐我骑车送她到车站。我把患者送到车站,并为她购买了车票。上车时,老大娘执意要塞给我车票钱,我婉拒了。临走时,她感激地拉着我的手,和我说了一句话,她说:"谢谢你,谢谢门大夫,请你回去告诉他,我今后再也不会来找他了。"我当时听后并不理解,回去向父亲转述了患者的话。父亲意味深长地说:"等你以后做了医生,你慢慢就懂了。"直到现在,我才理解了患者,也理解了父亲。患者来自偏远山村,在听说父亲医术高超后,跋山涉水,一路奔波,来到大同求诊。恰逢父亲做眼科手术,在等待数日后,父亲答应了为她诊病。父亲当时已医名显赫,在术后身体虚弱的情况下,面对一位偏远山村来的患者却毫无敷衍之态,认真地为她诊病,之后还嘱咐我把她送到车站,并买好车票。父亲平时常对我们说:"农村人进城求医不易,住宿盘缠花费很大,咱们要设身处地为他们想想。"那个年代车票钱并不贵,但那是父亲对患者的一份理解,一份尊重,一份关怀。患者是被父亲所感动,她那句话的意思是,门大夫也很累,我今后即使要忍受疾病的折磨,也不再来麻烦他了。

迄今为止,我已行医三十余载,我渐渐懂得了这个道理。我的很多患者为了找我看病,很早就要起床赶来挂号就诊,非常辛苦。虽然由于患者众多,就诊时间有限,他们都能予以理解。这就是我在讲座之初谈到的要善待患者,善待患者就是给予患者足够的尊重。所以,以德为尚,"德"行之于我们的处方下,行之于我们的行为中,行之于我们对患者的真情中。当患者来求医时,我们能耐心地倾听,平等地对话,温和地解释,这就是一种理解和尊重。

我在中医传承开篇讲到的那位张姓老年患者,本周三去世了。他的儿媳妇特意到门诊告知我老人家离世的消息,她说老人临走的时候很安详,当时还专门嘱咐子女们去看看我,以感谢十余年的顾护之情。在患者病危的时候,我当时有一种直觉,觉得他病情可能不太好,预计他快走了。作为医生,我们要关爱每个生命走到终点。我的老患者中谁即将离开人世,我都惦记着,我都知道。中医传承需要这样的医患关系,因为,中医传承不单单是医者行为,从某种意义而言,更重要的是患者。这是我们作为教师要给学生示范的内容。这些逝世的患者的名字,我都牢牢地记在心中。在讲课时,我的多媒体课件中都有他们的照片,我要给每一届学生讲他们与疾病顽强抗争的故事,这是我给患者留的一份纪念,这就是我认为的"德",这就是我的追求。

再举两个例子。原中医学院陶书记的母亲长居四川,每次来太原都要找我调理身体。老人家脾胃有点虚弱,我一般使用理中汤、四逆汤或香砂六君子汤为她顾护脾胃。她说我的方子药味少,药量小,喝了胃很舒服,精神也很好。年复一年,老人家定期用中药调理脾胃,直至八十多岁因病离世。她临终前,陶书记给我打电话说老人家还念叨我,还想吃中药。但是,由于器官衰竭,胃气极虚,她连中药也喝不下去了。这就是患者,是他们的信任承载了中医的传承。

还有一位患者李某,也是一位老年女性患者,找我看病时已经八十高龄了。患者因为儿子车祸罹难,相隔不久老伴肺癌去世,遭受严重的精神打击而一病不起。她当时股骨骨折,合并肺部感染。我第一次在门诊为她看病,之后定期去她家里为她诊治。每周我都会抽出时间,通常是在晚上,结束一天的工作,吃完晚饭稍事休息后,我就步行到患者家里为她诊治,这样坚持了很多年。老人家身体非常虚弱,我一般用独参汤或人参汤等方药扶助正气,患者服药后精神好转,食欲转佳,因此,非常信赖中医,我们医患之间也建立了深厚的感情。多年后,患者临终时,特意叮嘱子女们在她走后,向我表达多年来的感激之情。当她的后代酬谢我时,我婉言谢绝了。患者离世后,我也感到非常悲痛,这种医患之情是不能用金钱衡量的。

给大家讲这些故事,不是想表明我做得有多好,而是想告诉大家,这个"德"是我们医者自身所应具备的。父亲常常告诫我们:"医乃仁术,以济困扶危为己任,非品德高尚不能胜任,非医德高超不能成医立业。"理解患者,尊重患者,精研医术,为患者解除病痛,这是我们应该做的,这是职业赋予我们的使命与责任,更何况我们还是教师,身负示范和传承之责,任重而道远。

(二) 以学为道

何谓"道"？道是一种规律,更是一种坚持。"以学为道"是我们医者一生都要坚持的,这个职业要求我们一生都要不断学习,不断反思,不断进取。学习不因职务高低有别,不因年龄长幼有别,不因工作长短有别。我所讲的内容是我之前的临证经验总结,当然以后还可能会有不断的进步和提升。不停地学习使我们能够不断地修正自我,不断地把好的经验传承下去,这是一个不断学习和反思的过程。所以,一个优秀的继承者也是一个优秀的学习者。大家要多读书,读书的数量不仅要增多,而且读书的范围要扩大。《素问·气交变大论》曰:"夫道者,上知天文,下知地理,中知人事。"作为医者,要广泛涉猎各方面的知识,既要通晓自然界四时寒暑更替规律,也要熟知人文历史知识,更要学习现代科学知识。学习还要学会思考,学习是一种思想,更需要敢于思考,敢于认识,敢于自我实践,学才能用之。

(三) 以心比心

"以心比心"与"以德为尚"意思接近,之所以要把它专门写出来,是因为这是父亲晚年告诉我的为医之道,深深触动了我。他说,要想成为一名真正的医生,就要看对这四个字理解到什么程度,做到什么程度。"以心比心"源自"将心比心",比"将心比心"更直接,更自然,是指医者要时刻站在患者的角度考虑问题,这也是我常常向弟子们灌输的内容,也是我对学生们的基本要求。

有一次在门诊时,我的诊室进来一位衣衫褴褛的患者,随身携带着几个包袱,显然是从农村偏远地区长途跋涉,几经周折来太原就诊的。当时一些学生跟随我侍诊,我便示意其中一名学生招呼患者坐下。然而这名学生或许是嫌弃患者身上的气味,不愿靠近,只是用脚将凳子踢向患者,示意其坐下。我很少对学生们发火,但是这种不尊重患者的行为是不能容忍的。我当时强压怒火,在为患者诊治之后,等患者离开,严厉地批评了这个学生,当众斥责了这种有损医德的行为。我对学生和弟子们说,为医者应以心比心,善待患者。老百姓看病不容易,即使最终对于病情无能为力,但是尊重和体恤可能就是对

162

他们最大的关怀和慰藉了。

医生是贵族职业，"贵"就是尊重别人。选择了这个职业就意味着奉献，一生要为这种尊荣而努力。孙思邈在《大医精诚》中说："若有疾厄来求救者，不得问其贵贱贫富，长幼妍蚩，怨亲善友，华夷愚智，普同一等，皆如至亲之想。"无论患者的地位高低，贵贱贫富，他们都是因为疾病而有求于医生，医者的责任就是用自己的专业知识和技能解除患者的痛苦。媒体报道了很多社会丑恶现象，其中也包括很多医患矛盾和医患纠纷，这不是国家的问题，而是民族文化进化的必然过程。医患之间是不对等的，医患关系中，就心态和专业知识而言，医者比患者有优势。因此，作为医者，面对医患矛盾时，我们应该首先反省自己的言行。不可否认，我们的工作强度大，我们很累。但是，我们想到过患者看病不易吗？偏远山村的患者因交通不便，一路辗转奔波，好不容易来到太原，又费力才挂到专家号，见到医生后，患者有多少话想说，有多少痛苦要表达，但是因为紧张可能还不会完整地陈述病情，这些我们都能理解吗？以心比心，只有把这四个字内化在行为中，才能成为一名优秀的医生。

（四）以人为本

《论语》中孔子说："克己复礼为仁。"何谓"礼"？礼是一种社会行为规范。孔子认为，就人类社会而言，最高的是"道"，"道"之下是"德"，人们追求不到"德"了，才追求"仁""义""礼""智""信"。"礼"和"信"属于最低层次，再不能缺失了；缺失"礼"，缺失"信"，人类社会就不复存在了。所以，当时颜回问孔子，何为"仁"？孔子回答："克己复礼为仁。一日克己复礼，天下归仁焉。为仁由己，而由人乎哉。""仁"高于"礼"，孔子常讲仁爱，大同社会即仁爱社会。孔子指出，克己复礼非人也，由己也，需要从自身做起。一般在解释克己复礼时，是从政治层面进行解读，克制自己，复辟周礼。这是一种牵强附会的解释，不是孔子的原意。《左传》昭公十二年说："仲尼曰：'古也有志：克己复礼，仁也。'"可见，克己复礼，古已有之，难道说古代就开始复辟周礼了吗？事实上，孔子的"克己复礼"是一种实现仁爱社会的行为准则，正如我给中西医结合学院定的院训——"尊重学生，理解学生，爱学生"。爱是最高境界，仁者爱人也。如果做不到，我们可以努力追求，尽量理

163

解。比如，一个同学在上课时不认真听讲，开小差，老师就认为这个同学不喜欢中医，而没有询问一下他是否身体不舒服，可能是头痛无法集中注意力。我们做不到理解，最起码要做到的是尊重。作为教师，我们要尊重学生，在某个同学上课缺席时，不要想当然地认为他旷课，而应该了解一下，他是否身体不适或有什么特殊事情，这就是尊重。当然，同学也应该向老师请假，尊重老师。尊重是相互的，你懂得尊重别人，别人才懂得尊重你。因此，克己，是指不懈的坚持；礼，是指尊重别人；"克己复礼为仁"还原到现实生活中，就是每个人从自身做起，一贯地去尊重别人，这个社会就是仁爱的社会。同样是汉代文学，这是我的理解。仁者爱人，只有尊重别人，理解别人，才能得到别人的理解与尊重。

从古到今，作为知识人，我们应该把对文明的认知传承下来。因此，我提出了"以德为尚，以学为道，以心比心，以人为本"。以人为本，就是要尊重每一位患者。这个"人"更接近人的生理因素，是指自然人，生理人，有胃气的人。何为胃气？《素问·平人气象论》曰："平人之常气禀于胃，胃者，平人之常气也。"平常之气就是胃气，所以做一个平人、平常人，是我们的追求。

（五）以勤补拙

我们不是完人，会有很多不足，都是在不断地学习和改正错误当中。今天给大家讲的这些内容，都是我的实践经验，也带着很多反思。给大家举证的案例，有很多是成功的，也有很多并不成功。看病的过程首先是一个实证的过程，用心去做了，或有效或无效，抑或一些反思，我们都真实记录下来，以供后人参考借鉴。从人的一生来说，很多事情经过反思之后，才会发现不足之处。有时候讲完课了，发现某个知识点讲得还不透彻；有时候写完书了，发现某一处写得还不到位；有时候看完病了，发现诊断上还有欠缺。这些都需要我们通过学习和反思不断去弥补。如何弥补？以勤补拙。

一个学者在一生当中不应是一种应试的勤奋，被动的勤奋；而应是一种使命感激发的勤奋，主动的勤奋。人无完人，拙是人之共性。中医先贤们留下很多宝贵经验，我们掌握经验后容易产生自满的心理，因此，要时刻提醒自己，我们要有"以勤补拙"的过程，勤于学习，勤于实践，勤于思考，才能弥补自己的不足，精进医术，走好从医之路，进而走好人生之路。

这次系列讲座中的九个主题都已介绍完毕，最后我以一个词作为结束语，这个词就是"记忆"。人类的记忆有很多分类，从社会学上讲，人的记忆有个体记忆，民族记忆，还有文化记忆。中医药学留给我们的是民族记忆和文化记忆，都要内化在我们的个性记忆之中。三十年的中医临证磨练了我的记忆，给大家讲得这么多医话故事，都在我的记忆当中，可能有些年月日不是很到位，但是我记忆最深刻，也是最难忘的是那些特殊患者的名字，是中医的方证经验，整个过程我几乎不忘。同学们在学习中医的时候，记忆的重点往往在背诵条文和方歌上，这种记忆是一种应试教育的机械记忆，学习过程中缺乏主动记忆，缺乏实践记忆，更缺乏思想记忆，这样的记忆终有一天会遗忘。实践是记忆的最佳载体，通过实践获得的记忆往往是最深刻的，这次系列讲座就是我的实践记忆，也希望同学们能通过实践建构自己的个性记忆！

中医数千年经验承传，浓缩的不仅是药的文明和医之精神，更是中华文化且重且深。医者之心，师者之志，寄望同学们学方用方不断积累，实证实效不断验证，将心比心为患者解除病痛，在实践中传承中医，留下我们中医永恒的记忆！